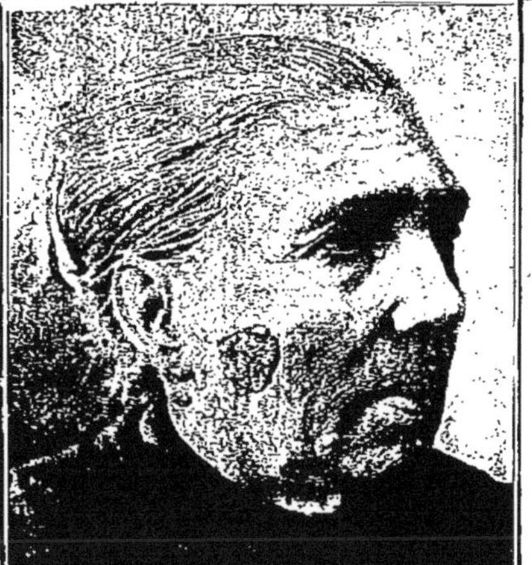

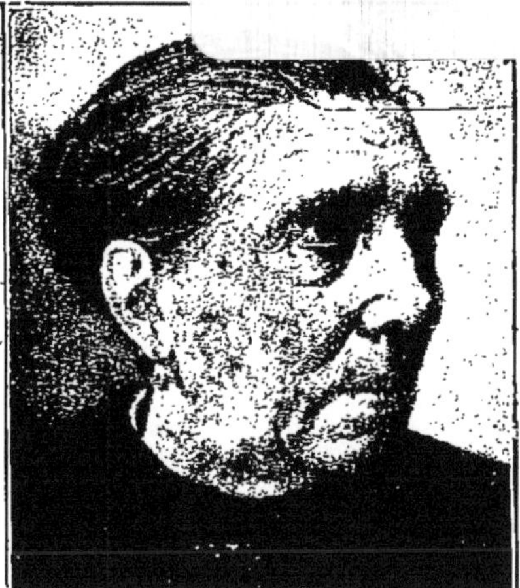

TRAITEMENT DES DERMATOSES

PAR

LE RADIUM

Par le Dr MASOTTI

PRÉFACE

De M. le Dr DANLOS

MÉDECIN DE L'HOPITAL SAINT-LOUIS

LIBRAIRIE J.-B. BAILLIÈRE ET FILS

PARIS, 19, RUE HAUTEFEUILLE, 19, PARIS

1910

Traitement des Dermatoses

par

Le Radium

TRAVAUX DU MÊME AUTEUR

Traitement des nœvi vasculaires par le radium. Communication faite à la Société médicale des hôpitaux le 31 janvier 1908 avec présentation de malades et de moulages. *Bulletins et mémoires de la Société médicale des hôpitaux*, n° 4, 1908. — *Presse médicale*, n° 13, 1908.

Traitement des nœvi pigmentaires par le radium. Communication faite à la Société médicale des hôpitaux le 24 février 1908 avec présentation de malades et de moulages. *Bulletins et mémoires de la Société médicale des hôpitaux*, n° 7, 1908.

Nouveau traitement du chloasma et d'autres pigmentations anormales. Communication faite à la Société médicale des hôpitaux le 14 février 1908 avec présentation de malades. *Bulletins et mémoires de la Société médicale des hôpitaux*, n° 6, 1908.

Prothèse par les injections de paraffine. Communication faite à la Société de médecine le 10 mai 1908 avec présentation de malades et de moulages. *Bulletins de la Société de médecine de Paris*, n° 9, 1908.

L'acné ; une instrumentation nouvelle ; un traitement nouveau. Communication faite à la Société française de dermatologie et syphil. de Paris le 2 juillet 1908. *Bulletin de la Société*.

Traitement des dermatoses par la petite chirurgie et les agents physiques. Congrès de Clermont-Ferrand, 3 août 1908. *Bulletin du Congrès*.

Traitement des nœvi vasculaires, pigmentaires et chéloïdes par le radium. Thèse de la Faculté de Paris, 1908.

MASOTTI et JONQUIÈRES. — A propos de la méthode combinée des scarifications et du radium sur le lupus vulgaire et les chéloïdes ; présentation d'un scarificateur multiple. Communication faite à la Société de médecine le 14 mai 1909. *Bulletin et mémoires de la Société de médecine de Paris*, n° 9, 1909.

Résultats éloignés du traitement par le radium. Communication faite à la Société de dermatologie et syphiligraphie de Paris le 1er juillet 1909. *Bulletin de la Société*.

Traitement des dermatoses par le radium. Congrès de Lille, 3 août 1909. *Bulletin du Congrès*.

7578-09. — CORBEIL. Imprimerie CRÉTÉ.

Traitement des Dermatoses

par

Le Radium

(Conférences faites à l'Hôpital St-Louis)

PAR

Le Dr MASOTTI

Membre de la Société française de Dermatologie,
de la Société de Médecine de Paris
et de l'Association française pour l'avancement des sciences

Préface de M. le Dr DANLOS
Médecin de l'hôpital St-Louis.

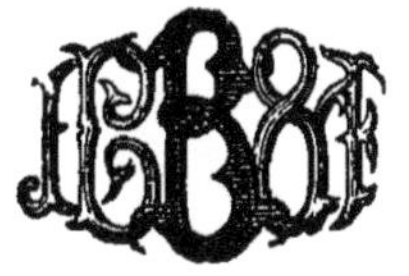

PARIS

LIBRAIRIE J.-B. BAILLIÈRE ET FILS
19, RUE HAUTEFEUILLE, 19

1910

PRÉFACE

Après avoir, pendant plusieurs années, étudié l'action du radium sur les dermatoses, en particulier sur les lupus et les cancroïdes, j'étais, depuis la mort de M. Curie, privé du secours de ce précieux agent, quand M. le Dr Masotti, qui suivait mon service, où il avait pu vérifier quelques-uns de mes résultats, m'offrit de mettre à ma disposition les beaux appareils dont il était l'heureux possesseur.

Dans l'intérêt de mes malades, j'acceptai avec empressement sa proposition. Comme ses appareils étaient beaucoup plus puissants que ceux dont j'avais fait usage, mon expérience des effets du radium ne pouvait lui être d'un grand secours ; aussi me bornai-je, et au début seulement, à quelques indications générales et à de rares conseils. Bientôt M. Masotti eut acquis une maîtrise qui rendit inutile toute intervention de ma part. Ceci pour bien montrer que son travail est absolument personnel et que, si ce petit ouvrage a quelque mérite, c'est à lui et à lui seul que l'on doit en faire honneur.

Mon rôle s'est borné à choisir les malades que je jugeais justiciables de la thérapeutique radiante et à contrôler les résultats. Je puis donc affirmer pour tous ceux traités dans mon service, et même pour plusieurs autres, que ces résultats sont rigoureusement exacts.

Le lecteur, en parcourant ces observations, verra quel merveilleux agent est le radium ; il verra que des maladies qui défiaient naguère la thérapeutique, ou ne cédaient qu'à des opérations sanglantes et douloureuses, se guérissent aujourd'hui sans souffrance et sans opération, *tuto et jucunde* ; et s'il réfléchit que, le jour où le prix du radium aura suffisamment baissé, le champ de ses applications, restreint aujourd'hui, croîtra dans une étendue dont il est impossible de fixer les limites, il sera tenté d'en déduire cette conclusion, peut-être légitime, que le radium aura dans l'avenir autant d'importance pratique pour les médecins, qu'il a dès le présent d'importance théorique pour les physiciens, dont il a si profondément modifié les conceptions sur la matière.

H. Danlos.

2 Août 1909.

TRAITEMENT DES DERMATOSES

PAR

LE RADIUM

INTRODUCTION

Nous offrons ici au public un recueil de conférences faites à l'hôpital Saint-Louis. La bienveillance avec laquelle elles furent accueillies par nos auditeurs nous encourage aujourd'hui dans cette publication.

Nous aurions voulu, dans notre travail, avoir réussi à donner quelques conseils pratiques aux médecins tentés de faire de la radiumthérapie. Nous aurions voulu les convaincre que la tentative n'est pas trop audacieuse, et nous serions récompensé de nos peines si nous avions pu coopérer à la diffusion de ce merveilleux agent qui s'appelle le *radium*.

Nous nous proposons, du reste, dans la suite, de faire paraître un travail plus documenté et plus complet sur la matière. Nous avons indiqué pour

chaque malade la fiche d'hôpital afin d'éclairer
d'une manière complète les confrères qui désirent
approfondir l'étude de cet agent thérapeutique. En
effet, dans un livre restreint comme celui-ci, il a été
impossible de donner tous les renseignements
parfois indispensables pour la bonne réussite du
traitement.

La plupart de nos malades ont été soumis
simultanément aux rayons X et au radium afin
d'établir la différence des résultats obtenus par
ces deux agents précieux à divers titres pour le
dermatologiste. Il nous est infiniment agréable
de remercier ici notre maître éminent, M. le
Dr Danlos, pour sa bienveillance constante et
pour le précieux gage de confiance qu'il nous a
donné en nous permettant de traiter plusieurs de
ses malades par le radium. Qu'il veuille trouver
ici l'hommage de notre gratitude.

Dr MASOTTI,
Hôpital Saint-Louis.

I. — GÉNÉRALITÉS.

Nous n'avons pas ici la prétention de faire une étude complète sur le radium. Nous laisserons de côté ses propriétés physiques.

Outre que cela nous entraînerait trop loin, ces renseignements, que vous pouvez trouver ailleurs, ne sont pas indispensables aux radiumthérapeutes, surtout préoccupés de résultats pratiques.

Nous allons donc vous entretenir aussitôt des appareils que nous avons employés et vous faire juges des résultats que nous avons obtenus.

Voici donc le schéma de ces appareils :

Appareil n° 1. Sel fixé par le vernis de Danne sur plaque métallique.

Surface	$0^m,02$ de diamètre.
Poids du sel incorporé.....	$0^{gr},04$
Activité	500 000

Rayonnement global extérieur, au 18 novembre 1907, égal à 44 000.

L'uranium métallique étant pris pour unité.

Rayons α	de 5 à 10	p. 100
— β	75 à 80	p. 100
— γ	15	p. 100

Appareil n° 2. Sel collé sur toile.

Surface...................	0^m,02 de diamètre.
Poids du sel incorporé......	0^{gr},04
Activité...................	500 000

Rayonnement global extérieur au mois de décembre 1907, égal à 300 000.

Rayons α	80 p.	100
— β	18	—
— γ	2 à 3	—

Appareil n° 3. Sel fixé par le vernis de Danne.

Surface...................	0^m,015 de diamètre.
Poids du sel incorporé......	0^{gr},04
Activité...................	500 000

Rayonnement global extérieur, mesuré à nouveau le 17 février 1909, égal à 40 600.

Rayons α..........................	0 p.	100
— β..........................	90	—
— γ..........................	4	—

On voit, par cet exposé, que les rayons γ qui sont les plus pénétrants abondent dans l'appareil n° 1.

Comme vous le voyez, par les formules ci-dessus, chaque appareil est composé de plusieurs espèces de rayons, qui ont un pouvoir de pénétration différent ; les rayons α sont absorbés par les couches superficielles ; les rayons β atteignent un degré de plus de pénétration, et enfin les rayons γ agissent sur les couches les plus profondes.

Il n'est pas nécessaire au radiumthérapeute de disposer d'un laboratoire de physique ; mais il sera, au contraire, indispensable que l'appareil que l'on possède soit mesuré au moins deux ou trois mois

après sa fabrication, pour connaître son rayonnement complet, étant donné qu'après ce laps de
temps il conserve son rayonnement durant de
longues années. Il sera bon aussi de posséder un
électroscope de Danne qui pourra servir à mesurer
la valeur des écrans que l'on doit employer quand
il s'agit de protéger une région contre le rayonnement des appareils; mais, pour ceux que nous
avons décrits plus haut, il suffit d'une bonne lame
de plomb de 3/10 de millimètre pour arrêter tout
rayonnement, même avec l'appareil n° 1.

Au commencement de nos études, nous avions
cru prudent, en traitant des nævi vasculaires érectiles, surtout chez des enfants (tumeurs qui sur-
gissent et gonflent au moindre effort ou cri de
l'enfant), d'intercaler entre l'appareil et la tumeur
des lames de métal très minces (aluminium-plomb
d'épaisseur variable, suivant l'énergie des appareils); nous nous sommes encore servi de cuir plus
ou moins épais selon l'appareil employé, de caout-
chouc, d'étoffe, de pommades (les substances
grasses, ainsi que nous le verrons en traitant du
rhinophyma, sont excellentes pour arrêter une
grande partie des rayons).

CONSIDÉRATIONS GÉNÉRALES.

Quand on a à traiter une dermatose, on place l'appareil directement sur les téguments, en déterminant une compression régulière, de façon que toute la partie de l'appareil soit en contact direct avec la lésion, ceci en règle générale; cependant, quand il y a des poils, il faut avoir soin de les raser soigneusement; lorsqu'il y a des croûtes, il faut les faire tomber au moyen de pansements à l'eau bouillie, ou bien avec de la bonne vaseline, surtout s'il y a des squames. Ce traitement est destiné à faciliter la pénétration des rayons, et il doit être répété de telle manière que le malade se présente à son médecin avec une surface nettoyée. S'il y a de la sérosité, on devra envelopper l'appareil avec de la baudruche très mince (celle qui se trouve dans l'ouataplasme du Dr Langlebert remplit ces conditions); de plus, tout autour de l'appareil, on peut disposer une couche de coton destinée à absorber la sérosité à la suite de la compression déterminée par l'appareil. Ceci sera utile surtout après la scarification, quand il faut employer le traitement combiné de scarification et radium.

ISOLATEURS.

Pour préparer les écrans protecteurs, nous avons adopté plusieurs procédés; chaque radiumthérapeute peut aussi choisir celui qui lui paraît le plus pratique; cependant nous insistons sur un point extrêmement important : la compression qu'il faut exercer sur l'écran isolateur afin que la surface de la lésion jaillisse en quelque sorte par l'orifice et vienne se placer en contact intime avec la plaque radifère.

D'un autre côté, la compression exercée sur le plomb par l'appareil peut déterminer à la longue une perte de radium, et ceci a son importance si l'on considère son prix élevé; il faut donc interposer entre l'appareil et le plomb quelque chose qui diminue le frottement : baudruche très mince, par exemple.

Voici comment nous procédons :

Nous préparons d'abord une lame de plomb d'une épaisseur de 2/10 de millimètre pour l'appareil n° 3. Cette épaisseur suffit à arrêter le rayonnement.

L'écran doit être plus épais dans le numéro 1.

A l'aide de ciseaux, nous taillons la lame de plomb d'une surface rigoureusement pareille à la surface même de l'appareil, et nous en enlevons une partie, dont la forme affecte exactement la forme même de la lésion que l'on veut soumettre au rayonnement.

Nous collons ensuite la lame au milieu d'un carré de baudruche Thomson de 5 à 6 centimètres de côté, dont en enveloppe l'appareil et dont on fixe les extrémités à la partie de l'appareil inactive.

Ce dispositif très simple et très pratique permet d'opérer très rapidement et avec une grande précision.

Quand la lésion est sèche, on peut enlever la partie de baudruche qui correspond au vide pratiqué sur la lame de plomb. Quand il y a sérosité, cette précaution est inutile, car il importe de ne pas laisser souiller la plaque radifère.

On fixe donc l'appareil sur la partie à traiter au moyen d'un cordonnet qu'on fait passer dans le tube situé sur le dos de l'appareil.

Lorsqu'on aura à traiter des parties mal placées comme la langue, par exemple, ou la cavité buccale, il sera plus commode d'introduire un petit bâton dans le tube, et l'on tiendra l'appareil à la main.

DURÉE DES SÉANCES.

La durée des séances dépend de plusieurs facteurs, qui sont :

Puissance radio-active de l'appareil employé.

Age et sexe du sujet ;

Température ambiante ;

État spécial de la peau ;

Mode d'application de l'appareil ;

Peau et muqueuses ;

Diversité des tissus.

La *puissance radio-active de l'appareil* employé a une grande importance, dont il s'agit de tenir compte, relativement à la durée des séances.

Si nous employons l'appareil n° 1, la durée de l'application doit être moins longue que si nous nous servons des appareils 2 et 3, quoiqu'il soit cependant assez difficile d'établir une comparaison entre eux, étant donné qu'ils sont constitués par des formules différentes dont le rayonnement global extérieur est variable et diminue en raison directe de la surface traitée.

En pratique si vous avez à traiter des lésions superficielles, vous vous servirez avantageusement des appareils n°s 2 et 3, et, si vous voulez obtenir des résultats en profondeur, vous prendrez le n° 1.

L'*âge du malade* joue un rôle extrêmement important dans le traitement par le radium ; c'est pour cette raison qu'un nævus érectile chez un enfant se trouve modifié par des séances très courtes : quinze minutes avec l'appareil n° 1 et vingt minutes avec les n°s 2 et 3 suffisent pour guérir cette affection, qui ne sera modifiée chez un adulte qu'après des séances plus longues.

Nous avons pris un nævus comme exemple ; nous devons dire cependant que la règle est générale, mais qu'elle s'applique plus spécialement aux chéloïdes très vascularisées.

Selon le *genre* d'affection à traiter, on peut observer dans le traitement une échelle de durée progressive qui va de dix minutes environ, dans la névrodermite de Brocq, à vingt minutes sur un nævus érectile chez un enfant, à quatre heures sur un nævus verruqueux et enfin à dix heures et plus sur un épithélioma infiltré ou végétant. Il y a, comme vous le voyez, des différences considérables dans le traitement des dermatoses diverses. Il est entendu que la durée des séances que nous indiquons ici ne saurait qu'être approximative et qu'elle est susceptible d'augmenter ou de diminuer pour différentes causes.

Le *sexe du sujet* a son importance. Nous avons remarqué que, suivant les sujets, la radiumdermite est différente ; les réactions sont beaucoup plus accentuées chez les femmes ; il est à considérer de plus que ces réactions dépendent également de la nature de l'affection.

La *température ambiante* doit aussi entrer en

ligne de compte ; le froid retarde la marche du traitement ; la chaleur, au contraire, la seconde efficacement.

L'état spécial de la peau est encore un important facteur qu'on doit considérer avec beaucoup de soin.

La peau graisseuse résiste beaucoup au traitement ; de cette particularité, il résulte que, si on a à traiter une affection comme le rhinophyma, l'acné, etc., il est indispensable, au préalable, d'opérer un dégraissage énergique, car la graisse sortant des glandes sébacées, par suite de la compression exercée par l'appareil, s'interpose entre le radium et la peau et forme écran protecteur.

Siège de l'affection.

Une même affection peut être influencée de manière différente selon le siège qu'elle occupe ; ainsi une lésion siégeant dans le sillon naso-génien, sous la paupière inférieure, à la commissure des lèvres, ou en dessous du lobe de l'oreille, donne lieu, généralement, à une radiumdermite très accentuée. En conséquence, dans ces régions, les séances doivent être beaucoup plus courtes.

La raison de cette différence d'action est que toutes ces parties sont soumises à des mouvements habituels et continuels qui irritent et prolongent par conséquent la *restitutio ad integrum* des tissus. De plus, la paupière inférieure, par la lâcheté du tissu sous-jacent, est le siège d'une radiumdermite plus intense.

Mode d'application de l'appareil.

Quand on doit traiter une partie ulcérée, on enveloppe l'appareil d'une baudruche aussi mince que possible. Il est évident que, dans ce cas, les séances devront être un peu plus longues, étant donné qu'une partie du rayonnement, surtout les rayons α, se trouve arrêtée par la baudruche.

Peau et muqueuses.

Les muqueuses buccales, nasales et conjonctivales (surtout ces dernières) donnent lieu à des réactions plus accentuées. Les applications faites dans le voisinage de l'œil le congestionnent ; mais ce phénomène n'est que passager.

Sur la muqueuse nasale, la réaction détermine un gonflement qui peut rendre la respiration difficile, mais qui disparaît assez vite et cède la place à une sérosité abondante. — Sur cette partie, il ne se forme pas de croûte du fait de la lenteur de l'évaporation.

Action sur les divers tissus.

Il est à remarquer que l'action du radium se manifeste d'une façon plus ou moins élective selon les tissus. Sur le tissu vasculaire, par exemple, cette action est vraiment élective, surtout quand ce tissu est de nouvelle formation.

C'est pour cette raison qu'on obtient des résultats vraiment remarquables sur les angiomes des enfants.

Vous aurez entendu préconiser dans ces cas tel ou tel procédé de filtrage ou de feu croisé ; la vérité est que ces formes spéciales de nævi disparaissent facilement avec de courtes séances (vingt minutes), sans qu'il soit besoin d'employer un procédé particulier de filtrage ou de feu croisé. En outre, on n'obtient ainsi, fait assez curieux, aucune réaction du côté de la peau, même en employant tout le rayonnement.

Voici un enfant (fig. 7 et 8) qui était atteint d'un angiome énorme, lequel a disparu en très peu de temps sans laisser presque de traces et même sans réaction visible. Mais l'âge seul ne suffit pas à expliquer cette action favorable du radium : il faut également invoquer l'action élective que le radium exerce sur certains tissus. Voulez-vous une preuve de ce que nous venons de dire?

L'enfant d'un an, représenté à la figure 17, était atteint d'un lymphangiome qui se distingue des autres angiomes par la couleur plus pâle et par la lâcheté des tissus. Cette infirmité n'a été améliorée que par de longues séances. Il ne faut pas craindre donc, dans ce cas, d'employer des appareils très puissants et riches en rayons γ.

En ce qui concerne le tissu chéloïdien, il est important d'en déterminer, de façon très précise, la nature même; savoir, par exemple, s'il est jeune ou scléreux, riche ou pauvre en tissu vasculaire.

Si nous examinons à présent l'action du radium sur les cellules cancéreuses, nous sommes frappés par son action véritablement destructrice.

Ceci est vraiment intéressant, et voici, microscope à la main, l'évolution que plusieurs cancers traités par nous ont subie à la suite du traitement.

Dans une préparation qui représente la biopsie d'un épithélioma soumis à l'influence du radium, vous ne pouvez pas distinguer les cellules cancéreuses, tellement les modifications survenues sont considérables; mais cliniquement, fait curieux, la lésion présente toujours son aspect épithéliomateux.

Faut-il panser la radiumdermite ?

Pour les nævi vasculaires, les pansements sont inutiles dans la généralité des cas. En ce qui concerne le lupus vulgaire avec suppuration ou l'épithélioma bourgeonnant (la suppuration peut devenir plus abondante à la suite des applications de radium), nous pensons que le pansement humide renouvelé plusieurs fois par jour, selon le degré de la suppuration, est de rigueur.

INTRODUCTION A LA CLASSIFICATION DES NÆVI.

RELATION ENTRE LA PROFONDEUR, LA SUPERFICIALITÉ, LA COULEUR DES NÆVI ET LEUR CLASSEMENT.

Au point de vue du traitement des nævi vasculaires, nous avons adopté une classification qui diffère un peu de celle des anciens auteurs.

Nous attachons une grande importance à la superficialité ou à la profondeur de cette difformité ; c'est de la juste appréciation de ces caractères que résulte un bon traitement esthétique. Malheureusement, nous ne possédons pas de moyens vraiment pratiques qui puissent guider le thérapeute ; les traités de dermatologie sont plutôt avares de renseignements à cet égard.

Quand il s'agit d'une autre affection, comme,

par exemple, l'épithélioma, il est facile de déterminer l'infiltration de la tumeur ; il n'en est pas ainsi des nævi ; nous vous donnerons cependant quelques indications qui nous semblent avoir une portée pratique.

Le nævus, comme vous le savez, est formé par une multiplicité de vaisseaux plus ou moins éloignés les uns des autres ; or la durée des séances doit être en raison directe de la distance existant entre les vaisseaux : plus ils sont éloignés, moins longues doivent être les séances.

Quelquefois il est difficile de se rendre compte de cette distance; le compresseur gradué employé par le Dr Brocq sert admirablement (fig. 1).

Un autre élément qui a une grande importance, c'est la couleur du nævus ; la couleur est d'autant plus prononcée que la quantité de vaisseaux est plus grande ; c'est donc là une indication qui permettra au radiumthérapeute de classifier les divers nævi en présence desquels il pourra se trouver.

CLASSIFICATION.

Voici la classification que nous avons adoptée :

Nævi plans { superficiels { profonds.	{ Nævi rouges pâles. { Nævi violacés.	
Nævi légèrement surélevés et érectiles	{ superficiels. { profonds.	
Angio-fibromes (?)		

En ce qui concerne les nævi pigmentaires, nous les diviserons en nævi pigmentaires lisses et en nævi verruqueux.

La durée des séances est en raison de la nature du nævus, selon qu'il est lisse ou verruqueux.

NÆVI VASCULAIRES.

Avant de vous décrire la technique spéciale, nous allons vous indiquer quelles sont les règles générales qui régissent tous les cas de nævi vasculaires.

Avant de commencer le traitement, il est indispensable de bien connaître le genre de nævus auquel on a affaire, savoir la distance séparant les vaisseaux; il est bon aussi de s'assurer si la muqueuse est atteinte ou non.

On doit chercher à établir la différence d'épaisseur entre la joue malade et la joue saine. Mais on ne doit pas donner une importance absolue à cette constatation, par le fait de l'asymétrie qu'on remarque très souvent dans certains nævi.

Il faut se renseigner dans l'entourage du malade et savoir si la couleur du nævus constatée est bien la couleur ordinaire, car il ne faut pas perdre de vue que, sous diverses influences — émotions, froid ou chaleur — la couleur peut changer d'aspect momentanément : cependant il est à remarquer qu'en général les nævi pâles conservent toujours la même teinte, et cela sous n'importe quelle impression.

Idiosyncrasie.

Quand on fait des applications de radium, il faut tenir compte des réactions cutanées personnelles au sujet, en rapport avec l'état spécial de sa peau.

En plus des indications que nous avons données dans le chapitre *Durée d'application*, il y a encore à considérer la qualité de la peau du sujet.

Il faut, par de multiples expériences, pouvoir arriver à distinguer, les yeux fermés, la plus ou moins grande qualité de finesse de la peau, à apprécier, sans risque de se tromper, son grain et son velouté. Car les tissus diffèrent entre eux de façon très sensible.

Un tact exercé et délicat sera, dans ce cas, un auxiliaire précieux. On saura que les personnes qui ont les cheveux rouges, et dont les joues présentent des éphélides, ont en général la peau plus fine. Il conviendra donc, avec elles, d'agir avec la plus grande prudence.

Précautions.

Les médecins qui commencent à faire de la radiumthérapie devront fatalement tâtonner au début afin de se mettre à l'abri de surprises désa-

gréables dont une des plus fréquentes est l'obten-
tion d'une surface trop décolorée, qui est, d'un
aspect plutôt fâcheux ; il vaut mieux que la séance
soit trop courte que trop longue ; en effet, si l'on
n'a pas obtenu le résultat espéré, on pourra toujours revenir à la charge, tandis que, si la dose a
été dépassée, il n'y a plus de remède possible.

Il faut, cependant, avant de faire de nouvelles
applications sur une surface déjà traitée, attendre
au moins trois mois ; l'action du radium est très
lente, et la décoloration peut se produire tardivement après l'application.

Radiumdermite.

A la suite des applications du radium, il se forme
une réaction des tissus qui ont été soumis au
rayonnement. Cette réaction prend le nom de
radiumdermite.

Elle peut se manifester sous des formes différentes, et c'est ce que nous allons passer en revue
très rapidement.

La radiumdermite se développe et atteint son
maximum d'intensité une quinzaine de jours après
l'application.

A un premier degré, nous avons un érythème
qui peut persister sous cette forme ; une légère

desquamation peut se produire au bout de vingt ou trente jours; la *restitutio ad integrum* s'opère ensuite.

Tout d'abord, il se forme un gonflement des tissus qui persiste pendant quelques jours, après quoi, de la peau qui, sous l'influence des rayons α et β en particulier, s'est ulcérée, il s'échappe une lymphe plastique qui, par suite de l'évaporation, se concrète en croûte plus ou moins jaunâtre d'un aspect impétigineux ; parfois cette croûte est noirâtre par suite de l'intrusion du sang.

Combien de temps lui faut-il pour tomber?

Il y en a de plusieurs sortes : sèches, ou humides, ou adhérentes aux tissus sous-jacents.

Voilà divers signes qui pourront guider le radiumthérapeute et lui servir à donner une réponse approximative au malade qui désire savoir le temps que mettra la croûte à tomber. La croûte n'étant que la résultante de la sérosité produite par l'action du radium, plus elle sera humide, plus la guérison tardera.

Au contraire, la croûte séchant indique une diminution dans la réaction des tissus et fait augurer une guérison prochaine. Plus la croûte est adhérente, plus de temps, évidemment, il lui faudra pour se détacher, cette adhérence indiquant nettement que, en dessous, les tissus ne sont pas cicatrisés ; au contraire, lorsque les tissus se reforment, la croûte se soulève à sa périphérie ; à ce moment, la guérison s'effectue rapidement.

Après avoir donné des renseignements d'ordre général sur le traitement par le radium, nous abordons la partie spéciale. Nous commencerons par les nævi vasculaires et nous suivrons la classification que nous avons indiquée plus haut.

II. — TRAITEMENT SPÉCIAL.

NÆVUS PLAN SUPERFICIEL DE COULEUR ROSÉE.

Ce nævus, soit par sa couleur, soit par sa superficialité, doit être traité avec des doses très faibles ;
des séances de vingt minutes suffiront pour
produire une amélioration ; on devra avertir le
malade que l'application déterminera un érythème
et qu'avant de se décolorer le nævus deviendra
plus rouge.

Sur cette forme, il ne faut pas escompter un
résultat magnifique ; du reste, du fait de sa couleur pâle, ce nævus peut facilement se dissimuler
sous des fards.

N'employez donc jamais des séances trop longues, car vous risqueriez fort d'obtenir une surface beaucoup trop décolorée.

NÆVUS PLAN SUPERFICIEL DE COULEUR VIOLACÉE.

Il est très important de bien distinguer le plus
ou moins de superficialité de cette forme.

Pour cela, vous pouvez vous servir du compresseur employé par le Dr Brocq (fig. 1) ; à travers le verre, vous apercevrez les vaisseaux, et, à l'aide du graduage, il vous sera facile de mesurer la distance à laquelle ils se trouvent les uns des autres ; plus ils sont rapprochés, plus longues doivent être les séances.

Pour fixer la durée moyenne des séances, nous

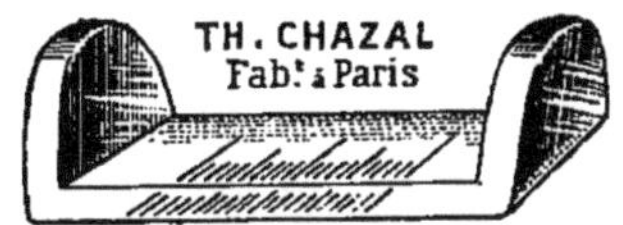

Fig. 1. — Compresseur gradué.

Ce compresseur est, comme on le sait, très utile au dermatologiste pour le diagnostic du lupus vulgaire. A l'aide de la graduation, vous distinguez la distance qui sépare les vaisseaux. Il est utile pour cela d'exercer une légère compression.

vous dirons que trois quarts d'heure suffisent pour décolorer cette forme de nævi.

Les résultats qu'on obtient sont plus beaux que sur les autres formes ; ces résultats sont importants par le fait que ces nævi sont très disgracieux et que vous serez fréquemment appelés à soigner cette variété qui se présente plus généralement (fig. 2 et 3).

L'autre malade que je vous présente, et qui a été moulé par M. Baretta avant et après le traitement, est un exemple frappant des bons résultats que l'on peut obtenir avec un dosage approprié (Voy. les moulages au musée de l'hôpital Saint-Louis, n⁰ˢ 2588-2597).

NÆVUS PLAN D'INFILTRATION PROFONDE.

Vous distinguerez ces formes de nævi par leur couleur uniforme et violacée ; les vaisseaux sont très rapprochés les uns des autres ; vous observerez ce fait, en déterminant une légère pression sur le nævus au moyen du compresseur.

Les muqueuses peuvent quelquefois être atteintes.

Les petits nævi isolés et de couleur violacée sont plus superficiels ; il faudra donc adopter les règles que nous avons déjà exposées à propos des nævi superficiels violacés.

Sur les nævi à infiltration profonde, les séances doivent être plus longues, une heure et plus ; les résultats, quoique moins beaux que ceux obtenus sur des nævi érectiles — que nous verrons plus loin — sont cependant très appréciables.

Par suite des fortes doses qu'on aura dû employer sur ces formes, il arrive qu'il se développe des télangiectasies, des pigmentations, des atrophies, qu'on peut atténuer par les moyens déjà décrits.

Le malade que je vous présente est intéressant

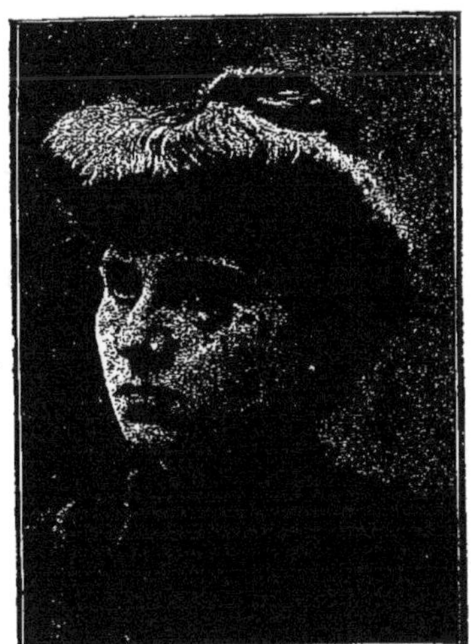 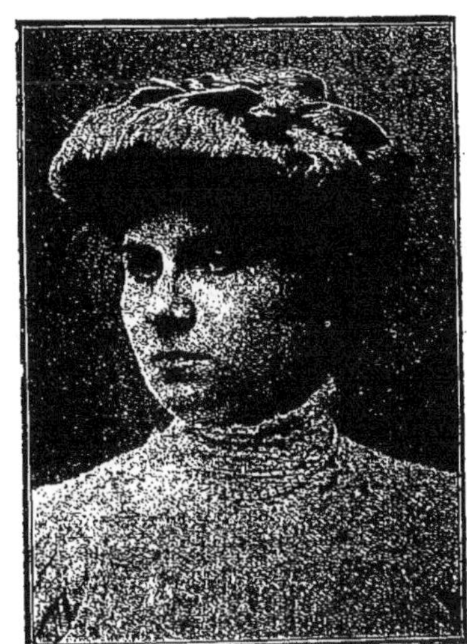

Fig. 2. — Nævus vasculaire de couleur violacée avant le traitement par le radium.

Fig. 3. — Après le traitement.

La guérison de cette malade remonte à un an. On remarquera les beaux résultats obtenus. Les séances ont été d'une heure et sur les bordures un peu plus longues. On voit à côté un petit nævus de la grandeur d'une pièce de 50 centimes. Sur ces nævi, une séance courte (trente minutes) et répétée deux ou trois jours après la première application, donne au point de vue esthétique un résultat meilleur que les longues séances.

à ce point de vue; vous voyez, en effet, quelques pigmentations disséminées (fig. 4 et 5); le résultat, néanmoins, peut être considéré comme très satisfaisant.

NÆVI PLUS OU MOINS SURÉLEVÉS, SUPERFICIELS.

Dans les formes surélevées, le traitement par le radium est vraiment admirable; nous le verrons, du reste, en traitant des nævi érectiles; la saillie fond littéralement sous l'action du radium.

Dans la plupart des cas, des séances d'une heure suffisent pour obtenir la décoloration. En général, ces formes de nævi sont superficielles.

Rien de bien remarquable à noter. La personne que nous présentons était atteinte d'un nævus saillant, qui a disparu assez rapidement (1).

NÆVI SURÉLEVÉS, PROFONDS.

Ces formes de nævi marquent le triomphe absolu du radium. La saillie angiomateuse disparaît comme par enchantement : il ne faut pas craindre

(1) Le moulage, fait par M. Jumelin, représente la lésion primitive.

Cette malade, traitée par nous en 1907, a été présentée considérablement améliorée à la Société médicale des hôpitaux, le 31 janvier 1908. Sur ces formes spéciales, l'action du radium est très favorable.

Fiche n° 1515.

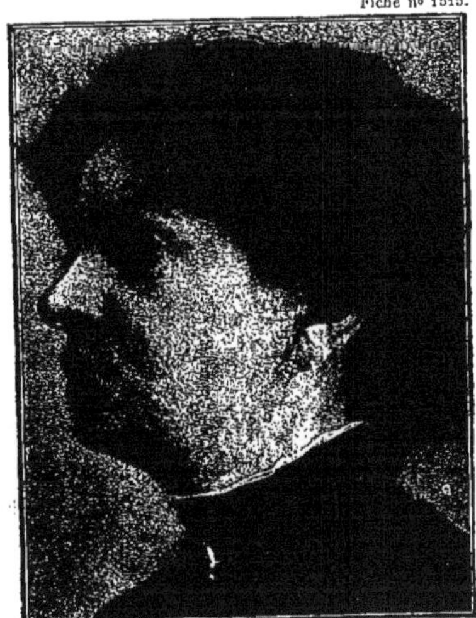

Fig. 5. — Après le traitement.

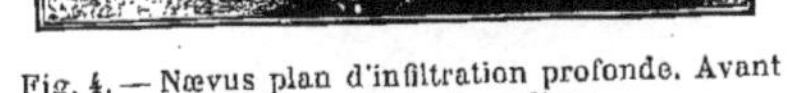

Fig. 4. — Nævus plan d'infiltration profonde. Avant
le traitement par le radium.

Après le traitement de cette malade, il lui est survenu des pigmentations. Ces pigmentations ont disparu
par des scarifications linéaires quadrillées faites à sept jours d'intervalle (1).

(1) Masotti, Traitement des dermatoses par la petite chirurgie et les agents physiques (Congrès de Clermont-
Ferrand, 3 août 1908) (*Bulletin de la Société médicale des hôpitaux*, n° 4, 1908.)

les hémorragies qui peuvent se produire, car elles s'arrêtent très rapidement et elles ne constituent pas un inconvénient appréciable.

Fiche n° 11950.

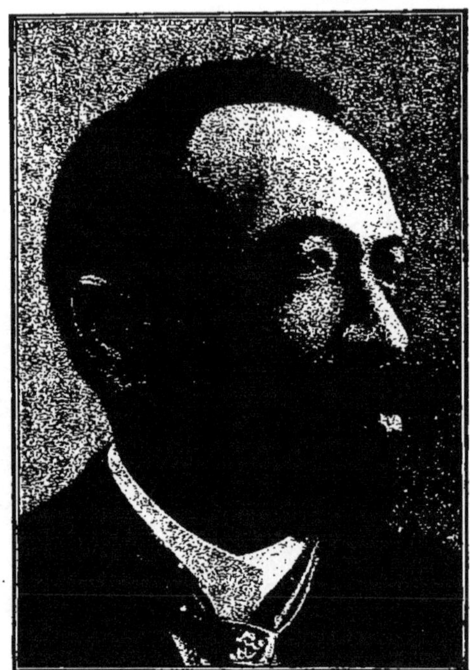

Fig. 6. — Angiome de la joue et du cou.

Ce malade, dont l'angiome occupait la moitié de la figure, a été présenté en grande partie guéri à la *Société médicale des hôpitaux*, le 31 janvier 1908. Depuis plusieurs mois, il est guéri de cette affection, dont il ne reste que quelques traces très peu marquées. Par endroits, il s'est développé quelques pigmentations. Le malade a été très satisfait du traitement.

Les doses à employer dans ce cas doivent être répétées à plusieurs reprises, après que la première radiumdermite a pris fin.

En effet, même après le nivellement, le nævus
n'est pas encore tout à fait décoloré, étant donnée
sa profondeur.

Des séances d'une heure et demie par région
peuvent le niveler : on attend ensuite environ trois
mois ; on peut alors faire de nouvelles applications
si on le juge nécessaire.

Un nævus érectile peut être superficiel sur un
endroit est profond sur un autre ; il est donc indispensable de bien distinguer la partie profonde de
la partie superficielle pour le traitement à appliquer ; la forme superficielle est naturellement plus
modifiable que la partie profonde.

Le malade que représente la figure 6 avait un
nævus énorme qui lui couvrait la moitié de la
joue gauche ; le résultat a été très beau.

Par-ci, par-là, il existe bien de petites rougeurs,
de légères pigmentations ; mais, si vous comparez
la lésion actuelle avec celle qui était au début,
vous trouverez certainement une différence toute
au bénéfice du malade.

NÆVI ÉRECTILES CHEZ LES ENFANTS.

Les nævi érectiles chez les enfants peuvent,
en réalité, faire croire à une action miraculeuse,
élective, spécifique, de cet agent, tellement les
résultats sont beaux et rapides.

Est-ce le jeune âge? Est-ce la forme de l'affec-tion? Peut-être aussi diverses causes qui peuvent actuellement nous échapper sont susceptibles d'expliquer l'action favorable du radium dans ces cas; en général, chez un enfant, les tissus sont facilement modifiables.

Les séances d'une heure sont certainement suffisantes pour apporter la modification voulue: si elles étaient plus longues, il n'y aurait pas à craindre de radiumdermite; l'hémorragie, même s'il s'en produisait, serait sans aucune importance ni aucun caractère inquiétant.

Dans le traitement de ces nævi, il se produit un fait assez curieux, c'est-à-dire que, même en employant tout le rayonnement, la tumeur diminue sans qu'il se produise aucune réaction du côté de la peau.

Somme toute, cette forme se traite très facile-ment, même par des séances courtes.

L'enfant représenté par les figures 7 et 8 était atteint d'un énorme angiome saillant et étendu; la disparition s'est effectuée très rapidement, et le résultat a été très beau.

NÆVUS ET CHÉLOÏDES POST-ÉLECTROLYTIQUES.

Nous avons eu l'occasion, plusieurs fois, de traiter des nævi compliqués de chéloïdes déterminées

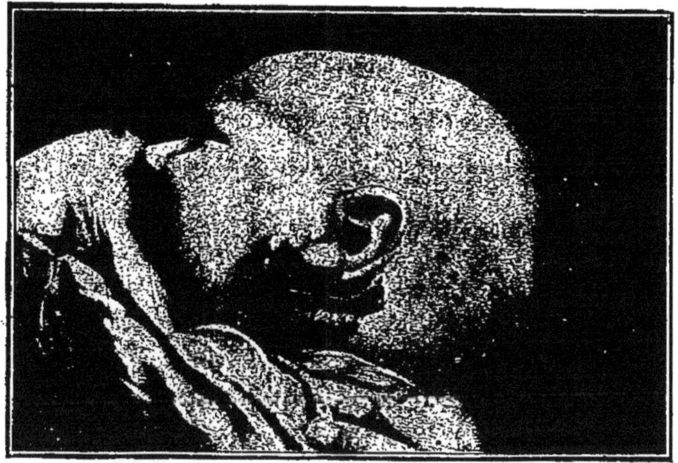

Fig. 7.ª — Angiome. Avant le traitement par le radium.

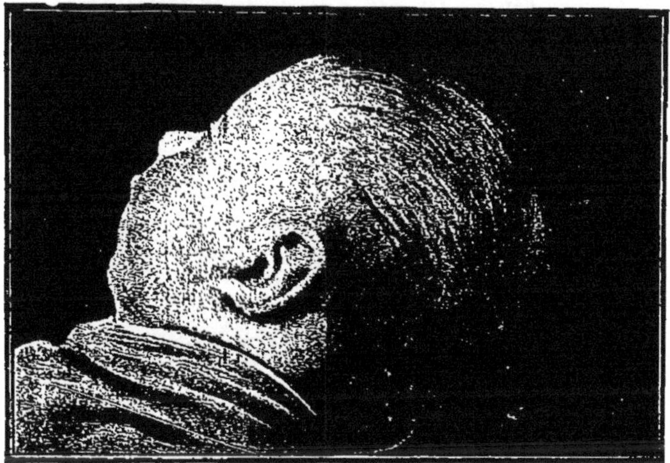

Fig. 8. — Après e traitement.

Cet enfant, âgé de sept mois, était atteint d'un angiome énorme qui a disparu en très peu de temps par des séances de vingt minutes. Par endroits, la peau est un peu cicatricielle ; mais ceci est dû à une ulcération spontanée qui s'était produite avant le traitement, fait qui se remarque assez fréquemment. Dans ces formes, on obtient la disparition de l'affection, même en employant tout le rayonnement et sans avoir de réaction.

par l'électrolyse (fig. 9). Dans ce cas, vous devez
isoler la chéloïde et agir fortement sur elle, tandis

Fiche n° 1946.

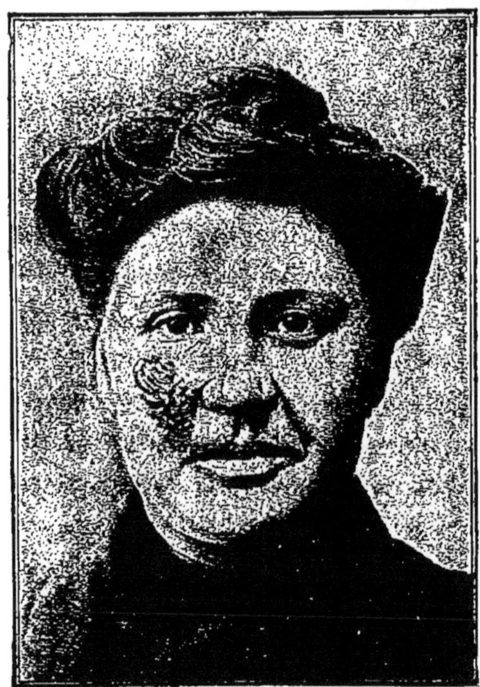

Fig. 9. — Nœvus et chéloïdes post-électrolytiques.

Pour cette affection, il est utile d'isoler d'abord la chéloïde et
de la traiter à part. On traite ensuite le nœvus selon les règles
indiquées.

que sur le nœvus les séances doivent être plus
courtes (Voy. *Nœvi*). Si, au contraire, le processus
chéloïdien intéresse par extension toute la lésion,
les séances doivent être de la même durée. Le

résultat, au point de vue esthétique, est moins beau que sur un nævus simple.

NÆVI DU CUIR CHEVELU.

Le radium peut niveler ces nævi, mais à l'endroit traité il reste une place ronde épilée, semblable à la pelade. Après avoir constaté cet inconvénient, nous avons préféré conseiller l'action chirurgicale. La cicatrice linéaire qui se forme peut être cachée facilement. Nous avons insisté, au Congrès de Clermont-Ferrand, sur ce fait.

Nous avons été surpris de voir, dans un ouvrage de dermatologie récemment paru, deux photographies de nævi du cuir chevelu. Il subsiste, après le traitement, une plaque épilée de vilain aspect, qui devrait détourner les radiumthérapeutes d'une méthode où précisément les résultats sont déplorables au point de vue esthétique. Nous répétons que, dans ce cas, il vaut mieux conseiller l'intervention chirurgicale.

NÆVI VASCULAIRES.

Quand vous avez à traiter un nævus vasculaire, rendez-vous compte de la superficialité, de la grandeur, de la profondeur du nævus; tout cela est d'une très grande importance pour le traitement à appliquer.

Nous vous donnons ci-dessous l'énumération des nævi placés par ordre croissant par rapport à la durée des séances :

1° Nævi érectiles chez les enfants ;

2° Nævi pâles superficiels ;

3° Nævi superficiels violacés ;

4° Nævi surélevés superficiels ;

5° Nævi érectiles superficiels ;

6° Nævi plans profonds ;

7° Nævi surélevés profonds.

Ceci, naturellement, n'est pas une règle absolue; mais cette graduation peut vous servir de base.

NÆVI PIGMENTAIRES ET ANGIO-FIBROMES.

Nous allons réunir ces deux affections, parce qu'elles se comportent d'analogue façon vis-à-vis du radium quant à la durée des séances.

Étudions d'abord les nævi pigmentaires. Vous savez tous que cette affection peut se présenter sous la forme lisse ou verruqueuse, de couleur plus ou moins foncée et recouverte de poils. Mais, avant d'en entreprendre l'étude, voyons quelle est la marche à suivre en présence d'un malade atteint de cette malformation.

Il faut tout d'abord avertir le patient et lui dire
que le traitement sera extrêmement long, qu'il
peut même durer des années; qu'il se formera
des croûtes très laides qui lui interdiront toute
relation en société. S'il habite loin, le traitement
peut être fait en plusieurs reprises avec des intervalles de quelques mois de repos. Ceci, du reste,
est une règle qu'on doit appliquer dans tous les cas
de nævi. A part ces inconvénients, — d'importance,
nous le reconnaissons, — il n'en existe pas d'autres.
Les résultats obtenus au point de vue esthétique
sont fort beaux. Aucun autre traitement n'a jamais
jusqu'ici donné rien d'approchant.

Voici quelques renseignements relatifs à la durée
des séances.

Disons tout d'abord que, soit sur les nævi
lisses, soit sur les nævi verruqueux, ou les lym-
phangiomes, il est nécessaire d'agir par destruction si on veut arriver à un bon résultat.

Les séances courtes qui sont indiquées pour les
angiomes des enfants, pour les nævi plans superficiels ou pour la couperose par exemple, ne modi-
fieraient en aucune façon ces formes d'affection.

Le radium, dans ce cas, agit de la même manière qu'un caustique, avec l'avantage de laisser
un tissu cicatriciel très beau et une peau fine et
souple.

Les nævi pigmentaires lisses (fig. 11) sont justiciables de séances plus courtes que les nævi verruqueux : une heure environ pour les premiers et plusieurs heures pour les autres.

Il peut arriver parfois que le nævus ne soit pas décoloré par la première séance. Dans ce cas, on pourra refaire des séances sur le même endroit, sauf cependant à s'arrêter quand on verra apparaître des télangiectasies.

Une fois la pigmentation enlevée, elle ne revient pas dans la majorité des cas.

C'est ainsi que, chez la malade représentée par les figures 14 et 15, l'énorme nævus, disparu depuis un an, n'a pas reparu. Les poils n'ont pas repoussé non plus. Quand on n'a pas obtenu une dépigmentation complète, on peut, à la rigueur, recourir à l'électrolyse. Je ne vous décrirai pas la technique : vous en trouverez tous les détails dans le livre magistral du Dr Brocq.

L'aiguille courbe à 45° est de rigueur; nous vous conseillons d'enfoncer l'aiguille parallèlement à la peau, de façon à détruire le tissu, couche par couche. Ce traitement, en outre, vous donnera satisfaction pour enlever les bordures qui peuvent rester disséminées çà et là.

N'oubliez pas non plus que, durant la radium-dermite, il peut se développer des infections secon-

Fiche n° 11375.

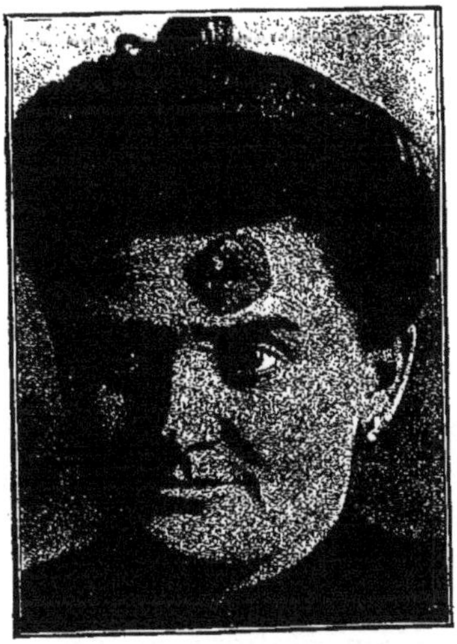

Fig. 10. — Nævus verruqueux.

Les fortes doses sont nécessaires sur cette forme spéciale de nævus.

Parfois il se forme à la suite des séances une dépression sur l'endroit traité. On peut atténuer cette dépression en faisant des séances tout autour de la lésion (Voy. au musée de l'hôpital Saint-Louis le moulage n° 2609).

Fiche n° 11203.

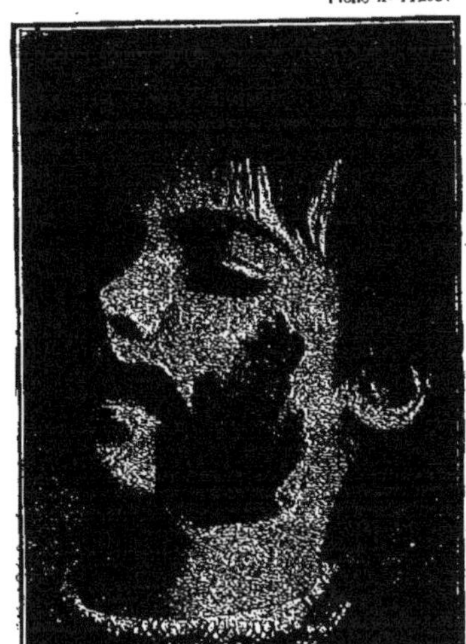

Fig. 11. — Nævus pigmentaire lisse.

Cette variété de nævus pigmentaire est justiciable d'un traitement moins énergique que les nævus verruqueux. Il suffit d'une séance d'une heure et demie pour amener la décoloration. Parfois on n'arrive pas à obtenir cette décoloration; il faut alors revenir sur le même endroit et s'arrêter cependant quand les télangiectasies apparaissent.

daires qui, sans être graves, exigent néanmoins
d'être soignées. Lorsque le patient accuse de la
douleur, nous employons habituellement l'ouataplasme de Langlebert ; ou bien nous faisons des
compresses imbibées d'eau bouillie, que le malade
applique sur la région, le soir en se couchant.

Il serait intéressant de vous donner d'autres
détails relatifs au traitement des nævi pigmentaires.

Nous préférons toutefois vous soumettre un certain nombre de malades qui ont été guéris déjà par
nous et dont la guérison, chez certains, remonte
à plusieurs années. Avec le radium, vous possédez
un remède souverain à ces malformations, contre
lesquelles tous les traitements avaient jusqu'ici
complètement échoué. Vous obtiendrez même des
résultats sur les petits nævi pigmentaires.

En ce qui concerne l'atrophie de la peau, les
télangiectasies et les pigmentations consécutives
au traitement, nous nous en expliquerons dans un
chapitre à part. Pour faire disparaître certaines
bordures, nous avons adopté, soit sur le malade
représenté par les figures 12 et 13 et atteint d'un
nævus verruqueux, soit sur d'autres malades, un
procédé mixte de scarification et électrolyse, en
nous-inspirant d'un travail des Drs Langlet et
Sourdeau. Voici le procédé : nous faisons des

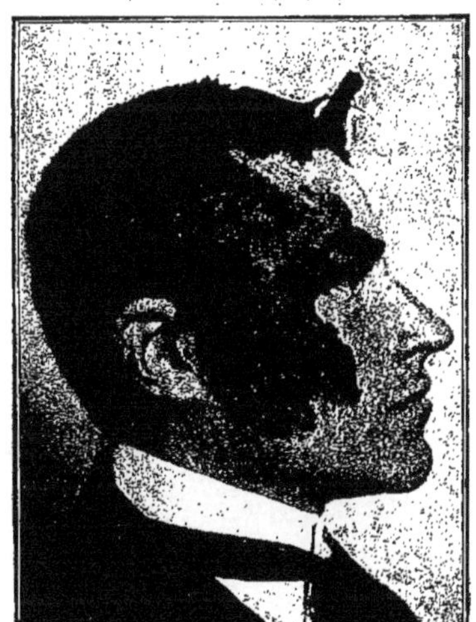

Fig. 12. — Nævus verruqueux. Avant le traitement
par le radium.

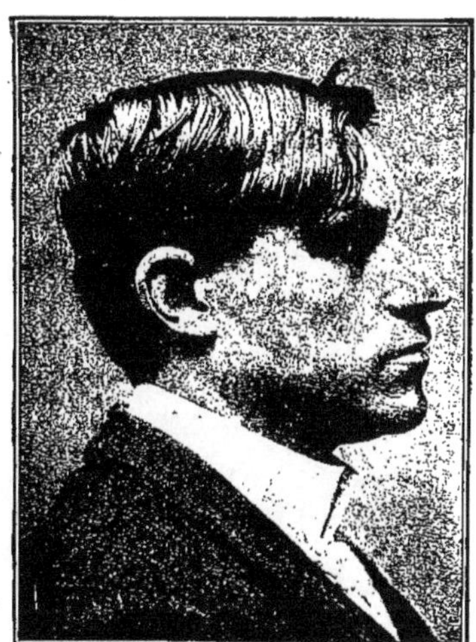

Fig. 13. — Après le traitement.

Ce nævus, de dimension colossale, avait été traité par nous au mois d'octobre 1907. Les séances ont été d'environ trois heures. On a obtenu le nivellement du nævus et sa dépigmentation, qui n'a pas réapparu depuis un an. Sur certains endroits, on a opéré les scarifications et l'électrolyse combinées.

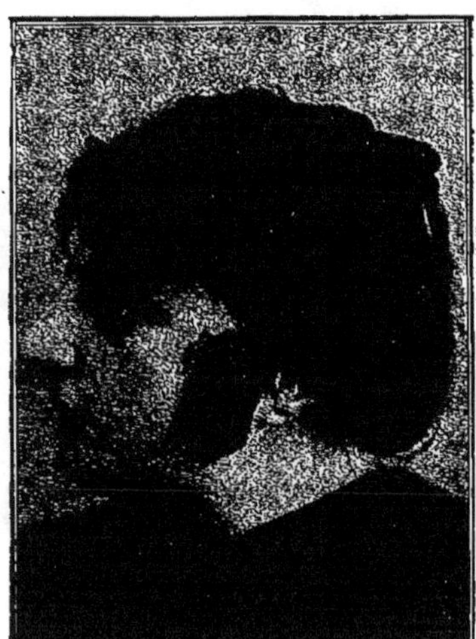

Fig. 14. — Nævus pigmentaire pileux. Avant le
traitement par le radium.

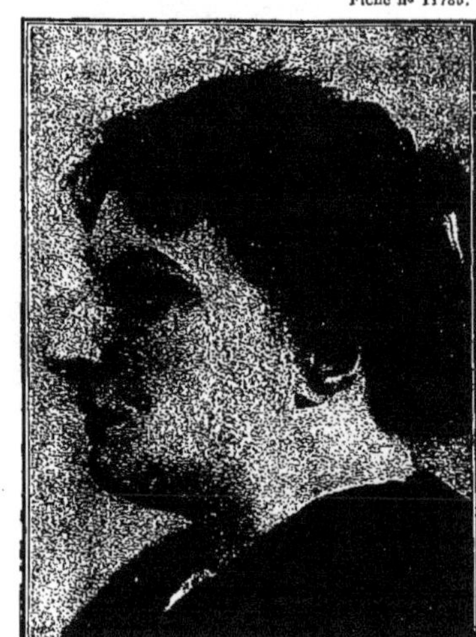

Fiche nº 11785.

Fig. 15. — Après le traitement.

Cette malade a été présentée par nous à la *Société médicale des hôpitaux*, le 21 février 1908. La guérison remonte à un an et demi; la pigmentation n'a pas reparu.

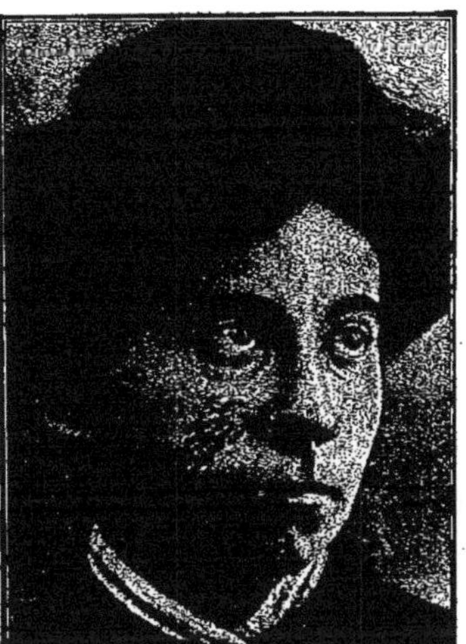

Fig. 16. — Nœvus verruqueux. Avant le traitement
par le radium.

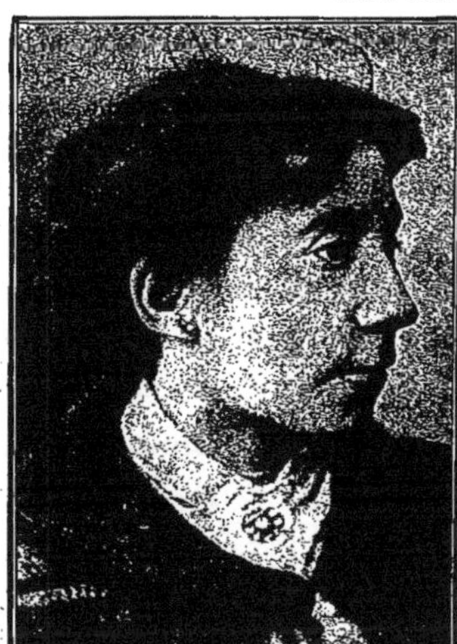

Fig. 17. — Après le traitement.

Cette malade avait été traitée par les rayons X, qui avaient déterminé une amélioration au centre, en laissant une bordure qui rendait le nœvus aussi laid qu'avant. Des séances de deux heures faites sur les bords après leur isolement ont régularisé le nœvus et l'ont rendu beaucoup moins visible. La malade, guérie depuis plusieurs mois, a été très satisfaite du traitement.

scarifications avec le scarificateur de Vidal, et nous employons ensuite l'électrolyse négative. Les résultats qu'on obtient par la combinaison de ces procédés connus sont très satisfaisants dans les cas de nævi verruqueux.

Cependant ce procédé mixte donne des résultats plus beaux dans le cas de brides fibreuses cicatricielles, où l'électrolyse seule serait moins active à cause du soulèvement des tissus au passage du courant. Nous aurons d'ailleurs l'occasion, en traitant les chéloïdes, de revenir sur ce sujet.

En ce qui concerne les nævi pigmentaires de petite dimension, nous n'employons le radium que si le malade ne peut supporter un traitement plus douloureux : électrolyse ou galvanocautère.

Quant aux *angio-fibromes*, cette affection résiste beaucoup plus au traitement que les angiomes. Le Dr Milian, auquel nous avons soumis quelques biopsies de cette curieuse affection, croit que cette résistance au radium serait une conséquence de l'abondance du tissu conjonctif. On constate également que les vaisseaux sont fortement sclérosés.

CHÉLOÏDES.

Pour ce qui concerne le traitement des chéloïdes, nous considérerons la chéloïde selon son épaisseur. Si elle n'est pas très épaisse, elle est justiciable de la radiumthérapie, surtout pour la

Fiche n° 3201.

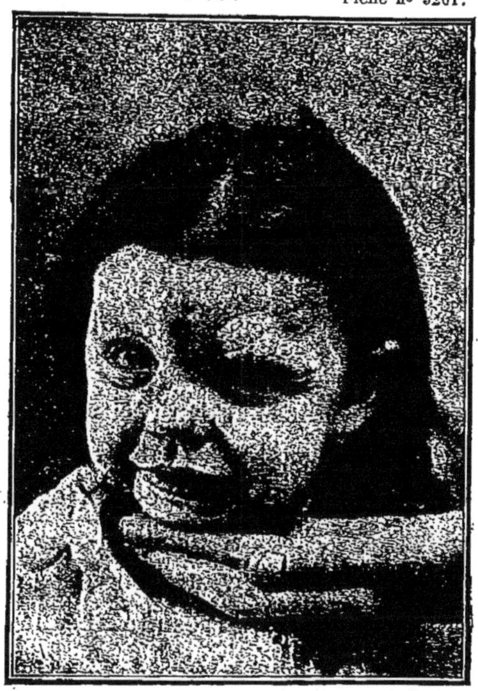

Fig. 18. — Angio-fibrome.

Cette figure représente un angio-fibrome, affection qui résiste beaucoup au traitement, à la différence des angiomes. Mais les applications de deux, trois heures peuvent amener, par destruction, une amélioration.

rapidité du traitement. En revanche, les chéloïdes d'une grosse épaisseur (2 ou 3 centimètres par exemple) sont modifiées plus lentement, et le traitement peut risquer d'entraîner des complications, sinon graves, du moins gênantes au point de vue esthétique.

Je vous prie de considérer la grande importance de la constitution même de la chéloïde, suivant qu'elle est jeune ou scléreuse.

Il est également d'une importance capitale de se servir d'appareils très puissants. Nous avons, dans un précédent chapitre, exposé les diverses actions du radium, modificatrices ou destructrices.

Ici il est indispensable d'agir en vue de destruction. Les séances trop courtes risqueraient de ne donner que peu de résultats.

La durée des séances est en relation avec l'activité de l'appareil, avec l'âge du malade, avec l'état plus ou moins scléreux de la chéloïde, avec son épaisseur.

Si vous avez à traiter une chéloïde chez un enfant, vous obtiendrez des résultats beaucoup plus rapides. Si, au contraire, vous avez à traiter une vieille chéloïde scléreuse, les résultats seront moins satisfaisants.

Il nous est difficile de vous donner l'explication de ce fait : peut-être, les premières étant plus riches en tissu vasculaire, le radium opère-t-il plus énergiquement.

Il est indispensable, en outre, d'isoler très soigneusement la chéloïde (Voy. *Technique générale*).

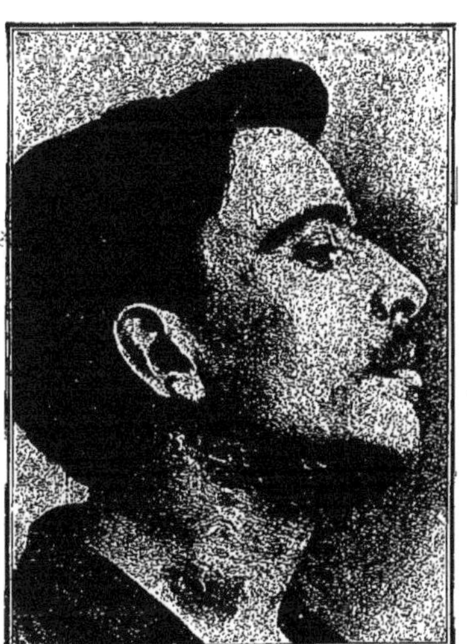

Fig. 19. — Chéloïde. Avant le traitement par le radium.

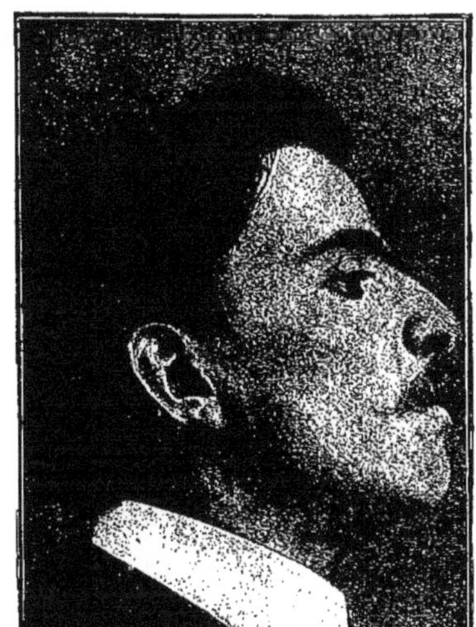

Fig. 20. — Après le traitement.

Ce malade était atteint d'une chéloïde du cou survenue à la suite de ganglions suppurés. Des séances de deux heures ont nivelé la chéloïde, en laissant une peau souple, lisse, mais un peu blanchâtre. La chéloïde n'a pas récidivé depuis un an.

La personne que je vous présente (fig. 19 et 20) était atteinte d'une chéloïde développée à la suite de ganglions suppurés.

Nous avons employé des séances de deux heures après lesquelles il s'est produit une radiumdermite qui a laissé à la place une cicatrice blanche et souple. Cette couleur blanche constitue un inconvénient dans le cas spécial. Dans le traitement des nævi vasculaires par exemple, on peut, par un emploi judicieux du radium, empêcher toute cicatrice blanche de se produire; mais, pour ce qui concerne les chéloïdes, cela est malheureusement impossible, car, dans ce cas particulier, il faut agir par destruction des tissus et non par modification. Nous ne croyons pas à l'action élective du radium sur cette affection. Pour obtenir le nivellement de la chéloïde, il faut, dans la plupart des cas, avoir recours à la destruction; la chéloïde chez l'enfant se modifie plus facilement; mais ceci nous l'avons déjà observé pour les angiomes.

La chéloïde turgescente se modifie plus facilement par l'action que le radium exerce sur le tissu vasculaire; mais, une fois perdue cette turgescence, les résultats sont moins rapides; et il faut sur le même endroit de nouvelles séances plus fortes, avec radiumdermite consécutive pour obtenir un nivellement complet.

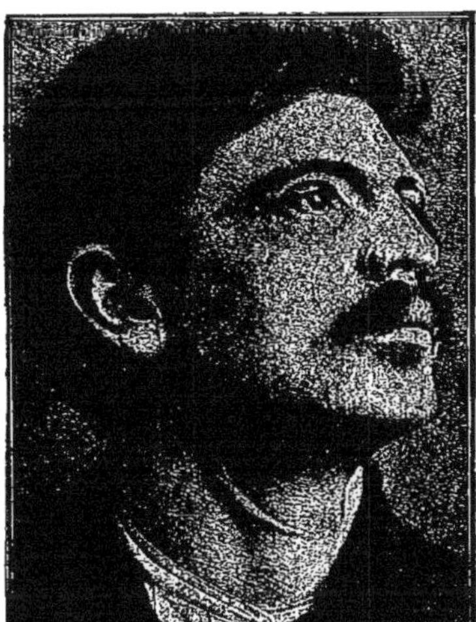

Fig. 21. — Chéloïde du cou. Avant le traitement.

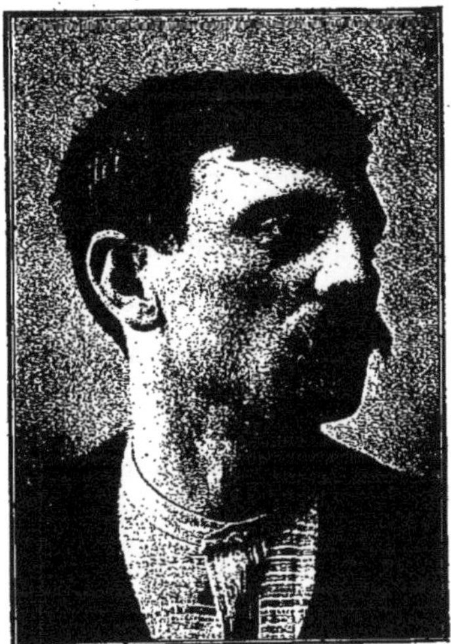

Fig. 22. — Après le traitement.

Le malade était atteint d'une chéloïde du cou qui a complètement disparu par des applications de deux heures sans filtrage. Quand la chéloïde ou bien une lésion quelconque est placée à un endroit soumis au frottement, faux cols par exemple, il est bon d'avertir le malade, de s'abstenir de porter des faux cols pendant la radiumdermite. A défaut de cette précaution, la réparation des tissus se ferait plus difficilement.

De ce que nous avons dit plus haut, il résulte que les brides scléro-fibreuses cicatricielles sont justiciables d'un traitement plus énergique que les chéloïdes véritables. Cette première affection doit être soumise à des séances plus fortes que la deuxième (trois ou quatre heures par exemple (fig. 23).

La radiumdermite consécutive est naturellement plus accentuée, et la réparation des tissus se fait plus lentement ; mais on obtient tout de même de bons résultats.

Nous avons vu, dans la partie générale, l'importance que nous devons attribuer au siège de l'affection, au point de vue de la réaction. Nous n'insistons pas sur ce point : ici, comme dans toute affection, on remarque cette différence de réaction. On dirait que le tissu de réparation, pour se produire rapidement, a besoin d'immobilité.

Enfin nous voulons dire quelques mots du traitement combiné, tel que nous l'avons institué il y a un an et demi. Ce traitement réside dans une combinaison de scarification et de radium. Nous ne parlerons pas de la technique de la scarification, qui est bien connue, et, dans le livre magistral de notre maître le Dr Brocq, vous trouverez tous les renseignements nécessaires.

Une fois que vous avez pratiqué la scarification,

vous attendez quelques minutes pour que l'écoulement du sang soit arrêté, et vous appliquez votre appareil après l'avoir enveloppé de baudruche très mince.

L'avantage de ce procédé est d'obtenir de bons

Fiche n° 8806.

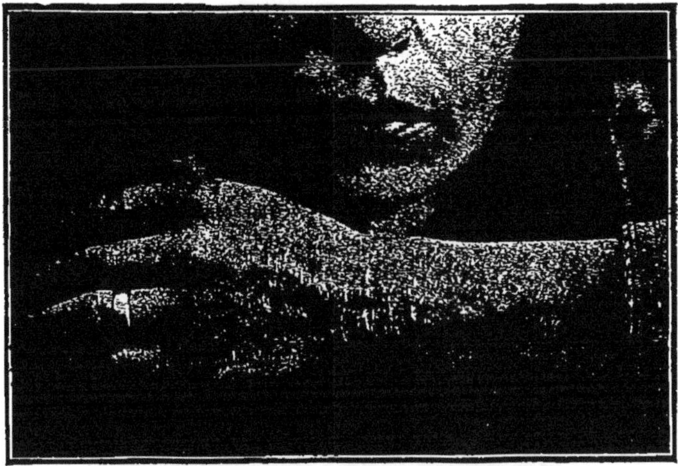

Fig. 23. — Brides scléro-fibreuses-cicatricielles.

Ces brides ont été nivelées par des séances de trois heures : les bordures ont été traitées par la méthode de la scarification et de l'électrolyse.

résultats, même si la chéloïde est volumineuse et votre appareil faible en radio-activité. Quel avantage y a t-il à employer ce traitement mixte, du moment que la scarification elle-même peut, dans une certaine mesure, modifier la chéloïde ?

La scarification peut amener une amélioration,

c'est certain ; mais les séances doivent être extrê
mement nombreuses.

Fiche n° 8806.

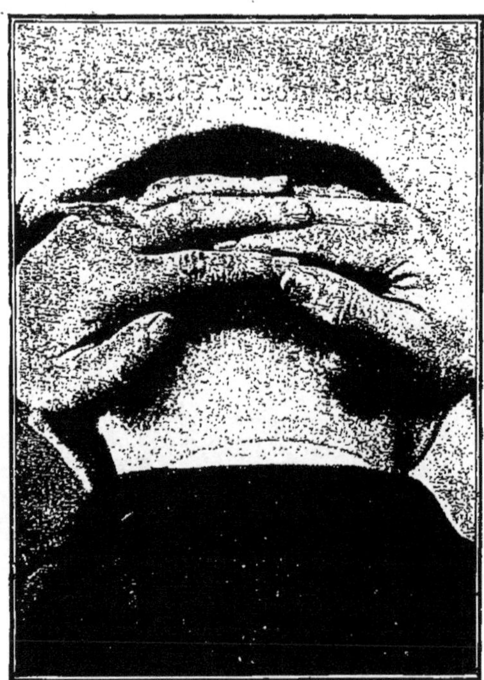

Fig. 24. — Acné chéloïdienne de la nuque.

Ce malade était atteint d'une acné chéloïdienne de la nuque.
Les rayons X appliqués par le Dr Pestel ont considérablement
diminué la chéloïde ; des séances de radium l'ont diminuée
davantage et ont enlevé les télangiectasies qui étaient survenues
à la suite des radiodermites prolongées (Voy. au musée de
l'hôpital Saint-Louis le moulage n° 2417 représentant l'affection
avant le traitement).

Avec la scarification et le radium réunis, vous
aurez, sur une chéloïde d'épaisseur moyenne, des
résultats remarquables au bout d'une seule séance.

Enfin, que vous employiez le radium isolément, ou combiné de la façon que nous avons indiquée, vous aurez toujours un tissu de réparation très beau comme souplesse et finesse.

Pour les chéloïdes très épaisses, la blancheur des tissus sera un peu marquée; mais, au point de vue esthétique, elle remplace très avantageusement la chéloïde primitive (fig. 24).

ÉPITHÉLIOMA.

Nous aurions aimé développer ce sujet, microscope à la main, vous montrer l'évolution de la cellule cancéreuse et sa disparition sous l'action du radium; mais nous ne pouvons épuiser cette question dans un ouvrage aussi restreint.

Nous préférons donc vous montrer les préparations que nous avons faites sur les épithéliomas nombreux que nous avons traités; nous vous dirons, en outre, que, si le microscope nous a été très utile pour préciser un diagnostic ou pour établir l'évolution des cellules cancéreuses, il ne nous a été d'aucune utilité pour différencier les épithéliomas au point de vue du traitement; tous ont été favorablement traités par la radiumthérapie : épithélioma superficiel de la peau, des muqueuses, ulcéré ou non ulcéré.

Pour ce qui concerne la durée des séances, elle est en raison directe de l'infiltration de la lésion ; aux infiltrations profondes et à bourgeons saillants correspondront des séances plus longues ; dans certains de ces cas, il sera utile d'appliquer l'appareil le soir ; on devra toujours l'envelopper de baudruche très mince ; le filtrage nécessite des séances plus longues.

Après la séance, on devra faire un pansement humide si la région est suppurante ; il devra être renouvelé plusieurs fois par jour, de manière à avoir une surface toujours nettoyée.

Nous attachons une importance particulière à ce que les pansements soient faits avec beaucoup de soin et répétés ; ceci favorise la guérison et évite des accidents fâcheux dus à des infections secondaires.

Il est utile, en outre, de faire les applications 2 ou 3 millimètres au delà de la région malade, car, même à cette distance, la peau, d'apparence saine, peut devenir le point de départ d'une récidive.

Quant à la méthode à appliquer, nous sommes partisans d'employer tout le rayonnement du radium, à moins qu'il ne s'agisse d'une tumeur profonde que l'on voudrait traiter sans toucher à la peau saine.

Le filtrage rend le traitement plus long et,

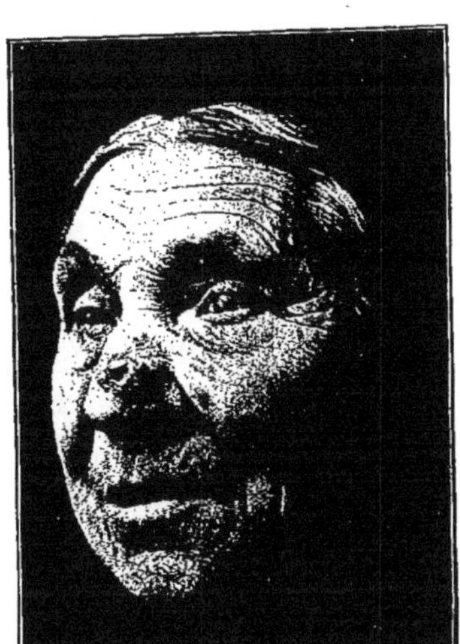 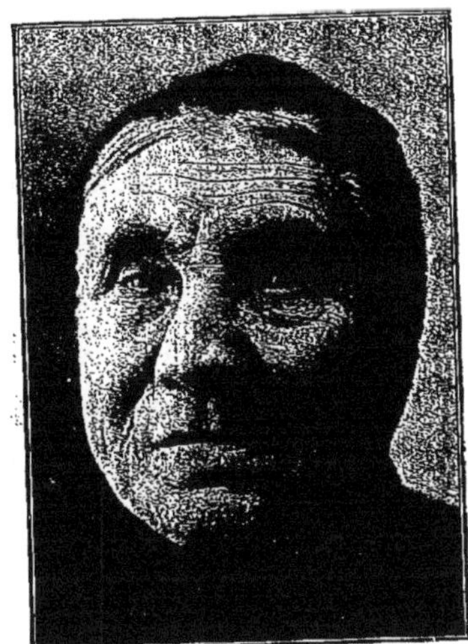

Fig. 25. — Épithélioma. Avant le traitement par le radium.   Fig. 26. — Après le traitement.

Cette malade était atteinte d'un épithélioma ulcéré et torpide dont l'ulcération atteignait plusieurs millimètres de profondeur. Elle est guérie après trois séances d'une heure et demie sans filtrage, et à deux jours d'intervalle. Des verrues sur la joue gauche ont disparu par des séances de quarante minutes chacune.

depuis un certain temps nous l'avons abandonné ; c'est par suite des expériences suivantes que nous avons pris cette décision. Nous avons traité une partie d'un épithélioma avec filtrage et l'autre sans filtrage ; sur les deux points traités, la guérison s'est effectuée, mais avec un retard appréciable dans la première méthode.

Disons, en passant, qu'un traitement chirurgical combiné avec un traitement au radium donnera d'excellents résultats ; nous en avons eu des exemples concluants.

Voici maintenant quelques exemples, très concluants aussi, quant aux résultats qu'on peut obtenir par le radium sur l'épithélioma. Vous remarquerez ici la valeur esthétique des cicatrices caractéristiques du radium, comme vous en avez vu dans le traitement des nævi.

Les figures 25 et 26 représentent une femme atteinte d'un épithélioma ulcéré (*ulcus rodens*) ; elle avait été traitée par divers procédés, dont aucun n'avait donné satisfaction ; tous les deux jours, nous avons fait des séances d'une heure et demie pendant trois fois.

Le résultat a été remarquable, et la cicatrice est de belle apparence.

Sur l'autre malade (fig. 27 et 28), nous avons employé le filtrage ; le résultat a été assez beau,

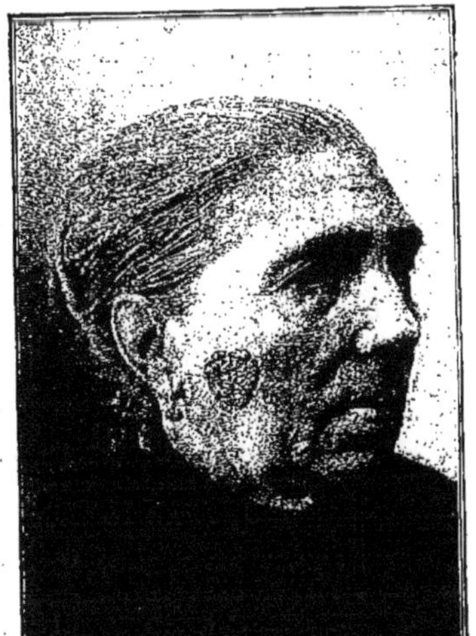

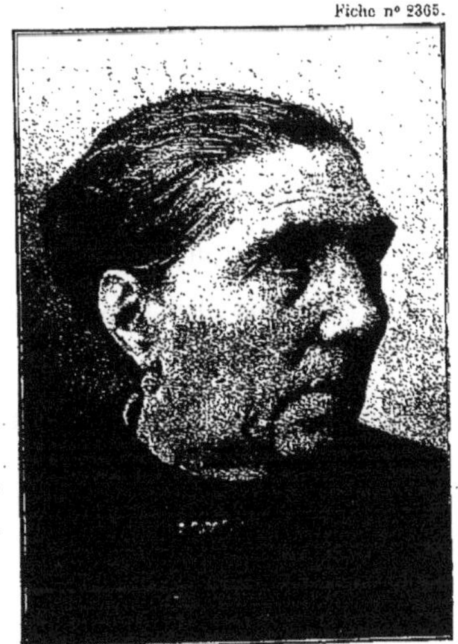

Fig. 27. — Épithélioma de la joue. Avant le traitement
par le radium.

Fig. 28. — Après le traitement.

Cette malade a été guérie par la méthode du filtrage. La guérison persiste depuis plusieurs mois sans laisser craindre une récidive. Cette malade aurait pu être guérie en employant tout le rayonnement. Ici, comme ailleurs, la beauté de la cicatrice laissée par le radium est à remarquer.

mais obtenu plus tardivement. Un autre malade était atteint d'un épithélioma cicatriciel superficiel qui a disparu après des séances de trois heures ; ici, nous n'avons pas employé le filtrage.

Un autre malade était atteint d'un énorme épithélioma bourgeonnant, qui a pour ainsi dire fondu sous l'influence du radium ; les bourgeons épithéliomateux présentent un terrain très favorable à l'influence du radium.

Les séances ont été de dix heures sur la partie inférieure de la lésion qui était la plus infiltrée et de quatre heures sur la partie supérieure ; nous n'avons pas employé le filtrage dans ce cas.

Nous avons fait la biopsie de tous ces malades, afin d'établir la nature de leur épithélioma.

Nous ne parlerons pas de l'épithélioma cutané de petite dimension ; nous pourrions vous en montrer un grand nombre dont la guérison remonte assez loin et sur lesquels il ne s'est produit aucune récidive ; ainsi que vous le voyez, nous n'avons voulu attirer votre attention que sur des épithéliomas de grandes dimensions.

Les épithéliomas des paupières sont justiciables de la radiumthérapie ; la technique est la même, et les résultats sont très beaux.

La muqueuse conjonctivale se congestionne ainsi que l'œil ; mais cette congestion disparaît assez

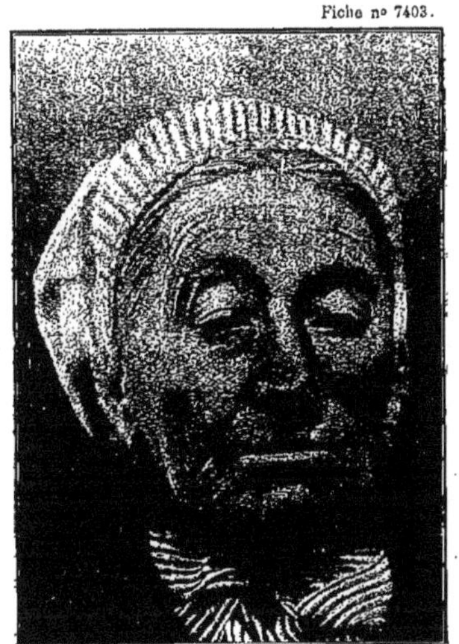

Fig. 29. — Épithélioma traité par M. Danlos, en 1904.

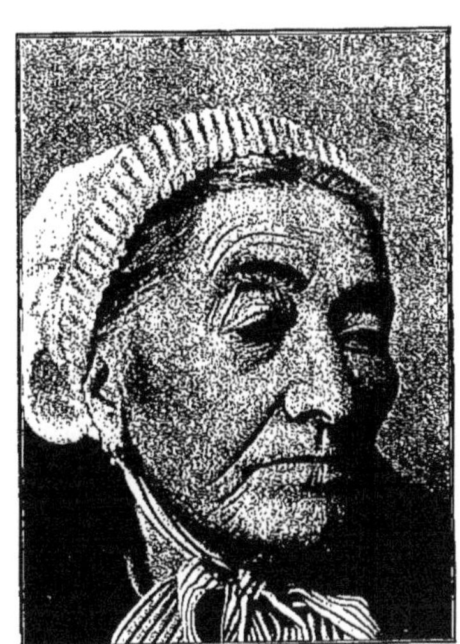

Fig. 30. — Après le traitement par le radium.

Au nez, il s'est formé un autre épithélioma que trois séances, sans filtrage, d'une heure à deux jours d'intervalle, ont réussi à guérir.

rapidement; dans ce cas comme dans les autres, il faut faire des pansements humides.

Nous dirons de plus qu'il ne se produit jamais d'ectropion, au contraire; nous avons eu l'occasion de diminuer de beaucoup un épithélioma qui s'était produit à la suite d'une intervention chirurgicale.

Les *verrues séniles,* qui présentent un terrain très favorable au développppement de l'épithélioma, sont justiciables de la radiumthérapie; elles disparaissent très facilement avec des applications très courtes.

La malade représentée par les figures 31 et 32 a vu disparaître une verrue en une séance de trois quarts d'heure.

RADIUMDERMITE ET INFECTION SECONDAIRE CONSÉCUTIVE.

Nous vous avons montré diverses formes de radiumdermite; nous vous exposerons maintenant les légers accidents auxquels elles peuvent donner lieu : infections secondaires, par exemple.

Afin que vous puissiez vous rendre exactement compte de la manière dont les agents microbiens se développent selon la forme même de la réaction, nous rappellerons à vos souvenirs un chapitre de pathologie générale sur la gangrène.

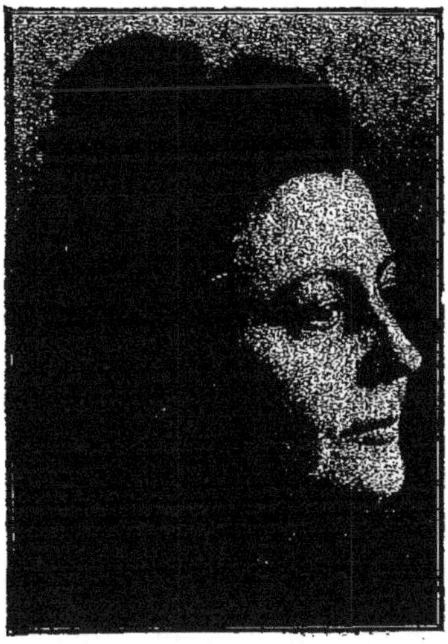

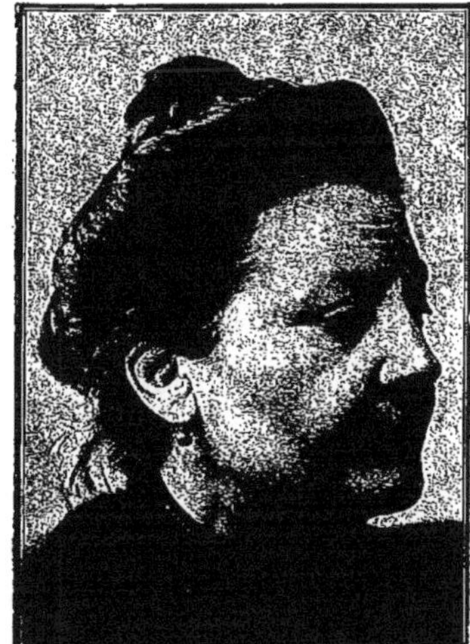

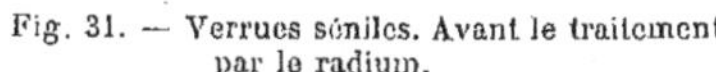

Fig. 31. — Verrues séniles. Avant le traitement
par le radium.

Fig. 32. — Après le traitement.

Cette malade était atteinte de verrues séniles à la joue droite. Une séance de quarante minutes avec tout le rayonnement a suffi pour les faire disparaître. Sur cette affection, le radium a une action très remarquable et les réactions sont légères. On remarquera la belle apparence de la cicatrice : cette qualité est un des caractères les plus importants du traitement par le radium. La guérison de cette malade se maintient depuis huit mois.

Dans ce chapitre, en effet, il est indiqué que, si la gangrène est sèche, les infections secondaires sont presque nulles ; si, au contraire, la gangrène est humide, les microbes trouvent sur la plaie un excellent terrain qui favorise leur rapide multiplication : cela tient à ce que l'humidité est indispensable au développement des microbes. On peut donc en dire autant en ce qui concerne l'infection de la croûte ; si elle est sèche, nulle crainte d'infection ; si, au contraire, elle est humide, il peut arriver (pas toujours cependant) qu'il y ait infection ; on s'apercevra de cette complication en voyant la plaie s'étendre et gagner les parties voisines.

Faut-il arrêter la marche de ces microbes, les empêcher de s'étendre et de gagner du terrain ?

Évidemment oui.

Je crois inutile de vous donner des indications sur un sujet qui vous est connu ; je vous dirai simplement qu'en général cette infection n'est pas grave ; il suffit, en effet, de faire des pansements avec de l'ouataplasme de Langlebert, et, si l'infection persiste, de toucher la plaie avec de l'eau d'Alibour coupée trois ou quatre fois de son volume d'eau bouillie. Nous verrons l'importance particulière de ce pansement en traitant le lupus vulgaire et l'épithélioma.

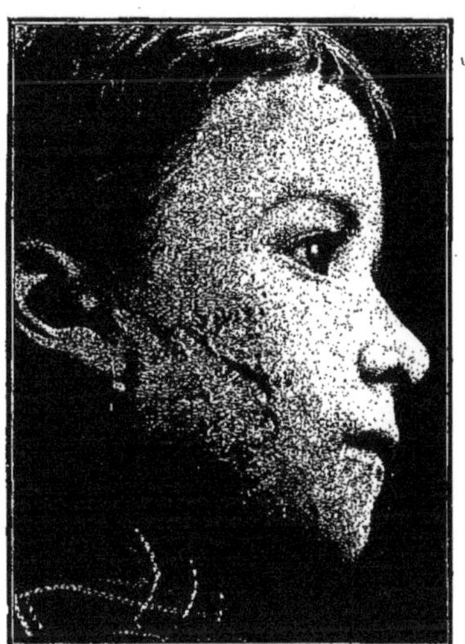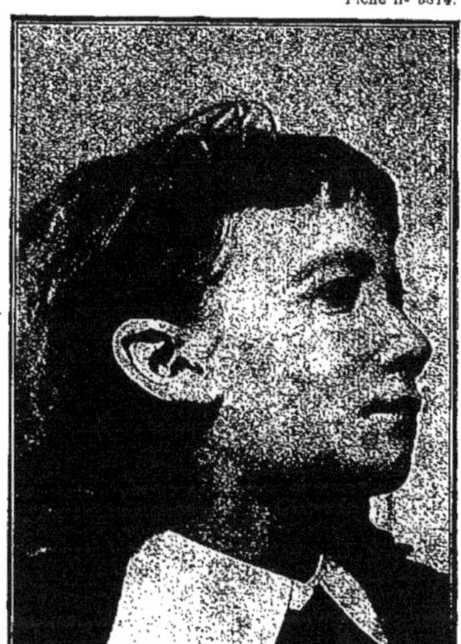

Fig. 33. — Lupus vulgaire. Avant le traitement
par le radium.

Fig. 34. — Après le traitement.

Cette malade était atteinte d'un lupus vulgaire qui lui couvrait toute la joue droite. En haut existaient plusieurs chéloïdes. Un traitement par les rayons X, institué par le Dr Postel, a amélioré son lupus sans le guérir complètement. Nous l'avons prise en traitement et nous avons institué soit sur le lupus, soit sur les chéloïdes, le traitement mixte de scarification et radium qui a amené la guérison de ses lésions.

LUPUS VULGAIRE ULCÉRÉ OU NON ULCÉRÉ.

Sur le lupus vulgaire, le radium n'est pas très supérieur aux autres traitements. La guérison se fait après de longues séances de trois ou quatre heures et plus, selon l'activité de l'appareil. Après l'application, il se produit une suppuration extrêmement abondante qu'on parvient à arrêter avec des pansements humides faits le soir en se couchant, avec de l'eau bouillie.

La cicatrisation commence alors à se produire deux mois environ après les séances.

Cependant des nodules lupiques peuvent reparaître au bout de trois ou quatre mois ; ces nodules seront traités soit en isolant les parties saines, soit par les pointes de feu.

Nous avons institué depuis longtemps un traitement à base de scarifications et de radium. Les scarifications faites au préalable facilitent singulièrement la pénétration des rayons.

Les scarifications, comme chacun sait, donnent d'excellents résultats sur certaines formes de lupus (*lupus vorax*, par exemple). Mais, au bout d'un certain temps, il se produit comme une période d'arrêt. C'est alors que l'intervention énergique du radium est opportune et donne de bons résultats : nous

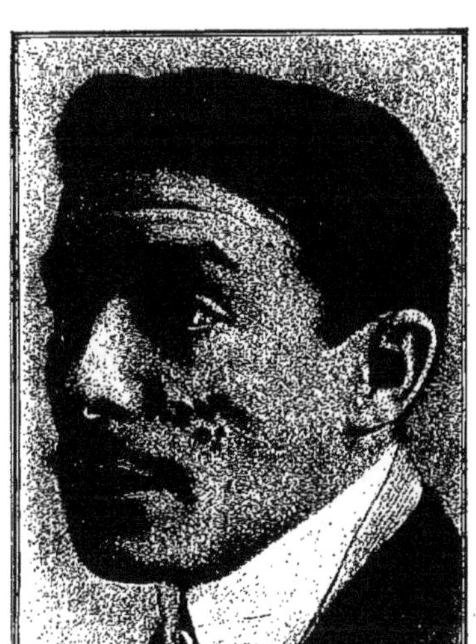

Fig. 35. — Lupus vulgaire. Avant le traitement
par le radium.

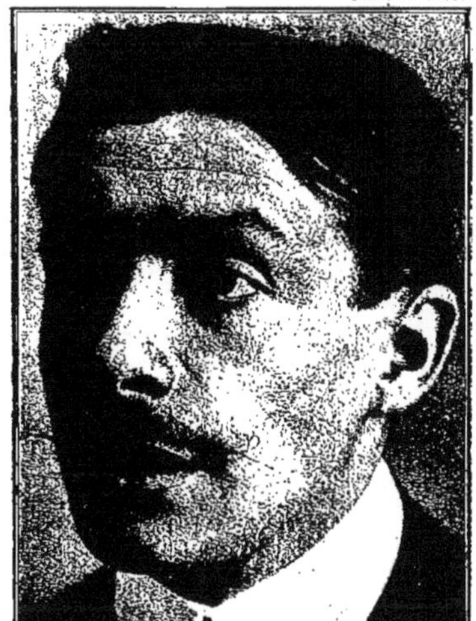

Fig. 36. — Après le traitement.

Ce malade a été traité au début par M. Danlos en 1904 ; une récidive s'étant produite, nous lui avons fait une longue application de deux heures et demie. Quelques télangiectasies se sont développées depuis un an que la photographie a été prise ; mais la guérison se maintient.

n'insistons pas du reste sur la technique de cette scarification : elle doit être faite avec le scarificateur de Vidal et atteindre en profondeur jusqu'à la limite où les tissus sont résistants. A la suite de la scarification, il y a un suintement sanguin dont on attend l'arrêt. On fait l'application de radium en enveloppant l'appareil avec de la baudruche très mince.

Quand on est en présence d'une personne qui désire guérir rapidement, on lui fait un grattage préalable. On attend quelques minutes, jusqu'à ce que l'écoulement sanguin soit arrêté, et on procède de la façon que nous avons indiquée. Le radium, dans ce cas, remplace très avantageusement les rayons X et empêche la formation des brides cicatricielles, qu'on remarque si fréquemment après le grattage; des séances d'une heure sont suffisantes.

Le sujet que nous vous présentons était atteint d'un lupus vulgaire de la joue droite et par plans de brides cicatricielles : lupus et chéloïdes ont disparu en laissant à la place une peau souple et lisse (fig. 33 et 34).

L'autre malade (fig. 35 et 36) avait été traité par M. Danlos en 1904; il a été ensuite traité par nous, et la guérison se maintient depuis plus d'un an.

LUPUS ÉRYTHÉMATEUX.

Nous avons traité un certain nombre de lupus érythémateux (forme fixe de Brocq), et nous avons obtenu des résultats satisfaisants.

Les séances doivent être faites avec tout le rayonnement et seront moins longues que sur le lupus vulgaire; une heure et demie suffit pour obtenir des effets remarquables.

Dans le traitement par le radium, il faut suivre la même technique qu'avec les rayons X ou les pointes de feu : c'est-à-dire en dépassant de 2 à 3 millimètres les bords. Tout le monde sait que cette affection s'étend par les bords. Mais, depuis une année environ, nous employons couramment la méthode combinée des scarifications et du radium qui nous semble la meilleure.

Le dernier malade que nous avons traité a été amélioré par ce procédé (la figure 37 représente l'affection scarifiée).

Les scarifications, dans ce cas, ne doivent pas être aussi profondes que sur le lupus vulgaire, ni aussi superficielles que dans la couperose : la profondeur sera moyenne. Le procédé opératoire est le même.

Après la scarification, on laisse passer quelques minutes pour que le sang soit arrêté ; ensuite on lave ; et on applique l'appareil enveloppé avec de la baudruche très fine.

Dans cette affection, on ne doit pas se servir de filtrage. Les séances courtes ne donneraient guère de résultats.

A la suite des applications, soit qu'on emploie le radium seul, soit qu'on opère par la méthode combinée, qui nous a semblé donner des résultats plus rapides, il se forme une croûte, d'aspect impétigineux.

Cette croûte, survenue après des séances un peu longues, acquiert une apparence très vilaine.

LEUCOPLASIE.

Sur la leucoplasie, comme sur d'autres affections, telles que le lupus, les cicatrices, etc., se greffe facilement l'épithélioma. Il est donc d'un grand intérêt de traiter cette affection pour les conséquences fâcheuses qu'elle entraîne.

Grâce à la chirurgie, on obtient des succès vraiment remarquables sur la leucoplasie, surtout siégeant sur la langue. Mais l'opération chirurgicale entraîne l'anesthésie générale avec tous ses inconvénients et contre-indications ; d'autre part, beaucoup de malades refusent de se laisser traiter par le chirurgien.

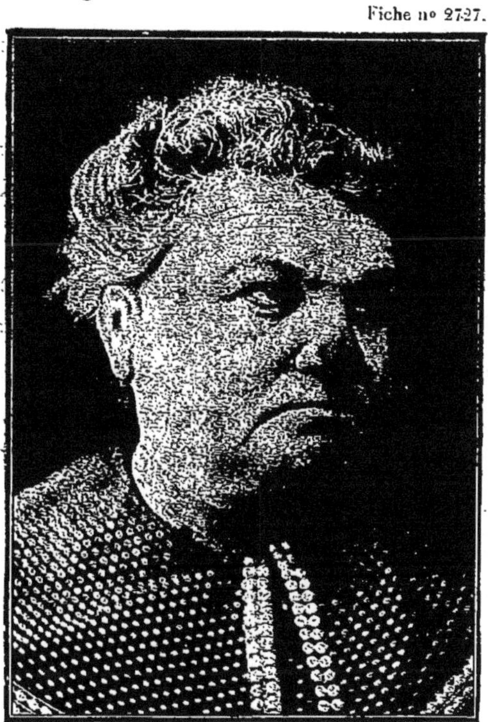

Fiche n° 2727.

Fig. 37. — Lupus érythémateux (forme fixe de Brocq).

La figure représente un lupus érythémateux fixe, où on a pratiqué des scarifications avant de procéder aux applications du radium.

Avec cette méthode, surtout dans le lupus vulgaire, les résultats sont plus rapides.

Pour cette raison, vous aurez souvent l'occasion de soigner cette affection. Nous ne connaissons aucun traitement qui soit aussi rapide et aussi efficace que celui du radium.

Quelle est la technique à suivre dans ce cas?

Il faut d'abord couvrir votre appareil avec de la baudruche, afin d'éviter qu'il soit en contact avec la lésion : vous faites ensuite une application d'une demi-heure, à moins que la leucoplasie n'ait son siège à la commissure interne des lèvres.

Dans ce cas, les séances devront être plus courtes.

A la suite de l'application du radium, il se forme une ulcération qui se cicatrice assez rapidement.

Il est bon, en outre, de prévenir le malade qu'il aura à s'abstenir durant la radiumdermite de toutes substances acides et irritantes : vinaigre, sauces, épices.

L'infraction à cette règle détermine l'inflammation des tissus, et la cicatrisation peut se prolonger.

Le malade que je vous présente et que je choisis au hasard parmi les nombreux que j'ai soignés était atteint de leucoplasie. Pour éviter une transformation cancéreuse de son affection, nous avons entrepris le traitement, et, à l'heure actuelle, il est guéri complètement (fig. 38 et 39); sa leucoplasie a disparu sans laisser de trace.

J'ajoute qu'il faut obtenir dans cette maladie la destruction des tissus; les doses courtes et répétées n'aboutiraient à aucun résultat.

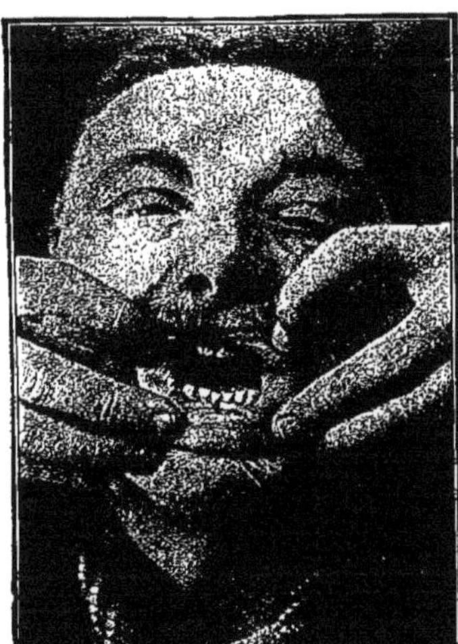 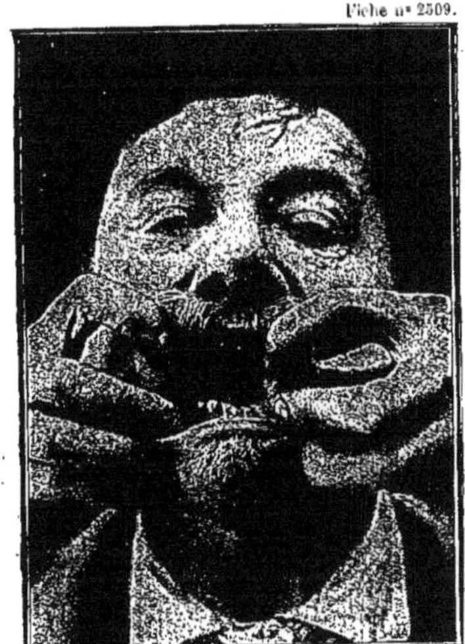

Fig. 38. — Leucoplasie. Avant le traitement par le radium.   Fig. 39. — Après le traitement.

Ce malade a dû être opéré d'un cancer de la cavité buccale développé sur la leucoplasie. Pour éviter une autre transformation cancéreuse, on institue le traitement par le radium sur sa leucoplasie. Une séance d'une heure avec un appareil couvert de baudruche a suffi pour effectuer la disparition de cette leucoplasie.

COUPEROSE ET ACNÉ.

Vous connaissez tous cette affection si disgracieuse qui rend laid le plus joli visage et contre laquelle la thérapeutique est à peu près impuissante. Combien de personnes, surtout appartenant au sexe féminin, demanderont vos soins et combien elles vous seront reconnaissantes si vous réussissez à rendre à leur visage le charme qu'il a perdu ?

Le radium, cet agent souverain qui semble destiné surtout à guérir les petites infirmités qui défigurent le visage sans constituer une vraie maladie, vous donnera des résultats vraiment remarquables, à la condition que vous soyez très prudents dans son application.

Dans un précédent chapitre, nous avons attiré votre attention sur l'importance qu'il y a à se rendre un compte exact de l'état de la peau au point de vue de la finesse du tissu.

Ceci est extrêmement important dans le cas spécial de la couperose.

Toute erreur de la part du médecin peut avoir les conséquences les plus fâcheuses et lui procurer des ennuis. La couperose étant, en somme, une affection gênante surtout au point de vue esthétique et d'ordinaire peu visible, il serait déplorable d'y substituer une tache blanchâtre et nacrée ou de provoquer une atrophie cutanée.

Si j'insiste sur ce point, c'est pour vous mettre en garde contre une trop grande précipitation. Il est bon, en effet, d'attendre d'avoir une grande expérience comme radiumthérapeute pour se permettre certaines audaces. Voici la marche à suivre dans le traitement de cette affection.

Il faut d'abord obtenir l'oblitération des vaisseaux sans atrophies de la peau, sans cicatrices blanches, sans pigmentations ni télangiectasies. En somme, la peau doit conserver la couleur normale.

Comment peut-on arriver à un résultat pareil, me direz-vous, si le radium même peut déterminer des accidents?

Le grand secret consiste, comme nous l'avons dit plus haut, à se rendre compte de l'état de finesse de la peau ; plus la peau est fine, moins longues doivent être les séances.

Si la peau est huileuse, vous la laverez avant de faire l'application, avec de l'éther ou de l'alcool camphré ; ensuite vous ferez des applications de quinze à vingt minutes avec l'appareil n° 2 ou 3, ou bien de dix à douze minutes avec l'appareil n° 1.

Il est indispensable pour mesurer exactement la durée des séances, de tenir soi-même les appareils. Après quinze jours, il se produit une réaction sous la forme d'une croûtelle extrêmement mince qui tombe en laissant voir une peau qui a conservé sa souplesse, sa couleur rosée, tandis que les vaisseaux sont oblitérés.

Nous cherchons à vous donner une technique qui vous serve comme base ; mais naturellement elle n'est pas applicable dans tous les cas, et elle varie quelque peu selon les personnes.

L'expérience personnelle du radiumthérapeute joue un rôle capital dans la bonne réussite du traitement.

La malade que nous vous présentons (fig. 40 et 41) a été très améliorée par notre traitement. Nous avons, du reste, chez de nombreux malades que nous avons soignés, obtenu presque toujours des résultats satisfaisants en employant le procédé indiqué.

Le traitement par les scarifications, qui jusqu'ici avait été le meilleur, donne des résultats inférieurs à ceux obtenus par le radium.

Le seul inconvénient de ce dernier traitement est, il faut bien le reconnaître, la petite croûte qui se forme après les séances et qui est cependant la condition *sine qua non* de la guérison.

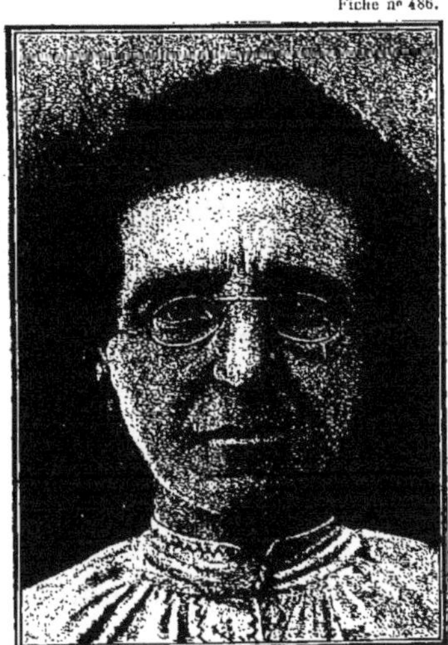

Fig. 40. — Acné rosacée. Avant le traitement par le radium.　　Fig. 41. — Après le traitement.

Cette malade était atteinte d'acné rosacée. Des séances de douze minutes ont suffi pour la faire disparaître. On a employé tout le rayonnement. La qualité des tissus de réparation et leur régularité sont difficiles à obtenir du fait de la forme ronde des appareils, qui laissent entre les diverses applications une zone irrégulière non soumise au rayonnement. Pour remédier à cet inconvénient, on peut, après avoir fait une application de l'appareil en entier, faire d'autres applications en demi-cercle, concentriques tout autour de la première application.

Je voudrais vous montrer, en outre, l'utilité de l'électrolyse comme traitement complémentaire du radium dans la couperose.

Quand les vaisseaux sont très abondants, comme il arrive pour les pommettes, il est préférable, dans ce cas, de se servir du radium, et l'on emploie l'électrolyse pour les vaisseaux isolés dans le reste de la figure. Malheureusement, le traitement par l'électrolyse est très douloureux, défaut qui diminue singulièrement sa valeur pratique.

Par l'emploi judicieux de ce double traitement, vous aurez ainsi entre les mains un remède souverain contre les maladies dont il s'agit de triompher.

Nous vous ferons remarquer, de plus, que le radium exerce son action favorable sur les télangiectasies dues aux radiodermites prolongées. Les séances dans ce cas doivent être courtes (de vingt minutes environ).

L'acné peut aussi être avantageusement traitée par le radium. Les séances doivent être de quinze minutes environ avec l'appareil n° 3. Il suffit en général d'une séance pour arriver à obtenir la disparition de l'acné. On obtient en même temps la chute du duvet.

Le traitement est surtout applicable aux personnes qui craignent la scarification pour la douleur qu'elle entraîne. Avant de faire l'application, il est bon de dégraisser la peau, à l'aide d'un massage énergique.

Les comédons doivent être extraits. On presse entre les doigts, ou bien on se sert d'un instrument que nous avons fait construire (fig. 42).

Nous avons traité un grand nombre d'acnés par les scarifications et par d'autres méthodes qui nous sont personnelles. En outre, nous avons, chez les mêmes malades, employé le radium d'un côté de la figure et les scarifications sur l'autre côté, de façon à voir lequel des deux procédés était le plus avantageux.

La scarification certainement représente un traitement admirable contre l'acné.

Les malades que nous avons présentés à la société de dermatologie, guéris par nous-même d'une acné qui datait de plusieurs années, en sont une preuve manifeste. Mais nous ne sommes pas encore fixé sur la meilleure méthode à employer.

Voici comment nous procédons habituellement : nous traitons une partie de la figure par la scarification et l'autre par le radium. Ensuite nous nous réglons en conséquence, selon les résultats que nous avons obtenus.

Le traitement par le radium dans l'acné est relativement rapide, et il convient surtout aux personnes qui viennent de loin, à cause de cette rapidité du traitement.

Avant de faire l'application, il est préférable d'ouvrir les pustules et de les toucher avec une solution antiseptique.

L'action du radium alors est beaucoup plus énergique. Il va sans dire qu'il ne faut pas traiter un acnéique sans lui prescrire un régime sévère et lui interdire toute substance qui puisse occasionner des poussées nouvelles. Le traitement par le radium n'est qu'un traitement local, mais qui peut modifier favorablement le terrain et empêcher la récidive pendant un certain temps.

La guérison de certains acnéiques que nous avons traités date d'un an et demi. La récidive ne s'est pas produite sur les endroits qui ont été soumis au rayonnement du radium.

Voilà pour ce qui concerne le traitement de l'acné. L'action que le radium exerce sur le système pilo-sébacé est assurément très intéressante à étudier. Nous avons, pour notre part, opéré un certain nombre de biopsies dans l'intention de déterminer très exactement les modifications produites.

Ces deux études, clinique et histologique, doivent, selon nous, être entreprises par la même

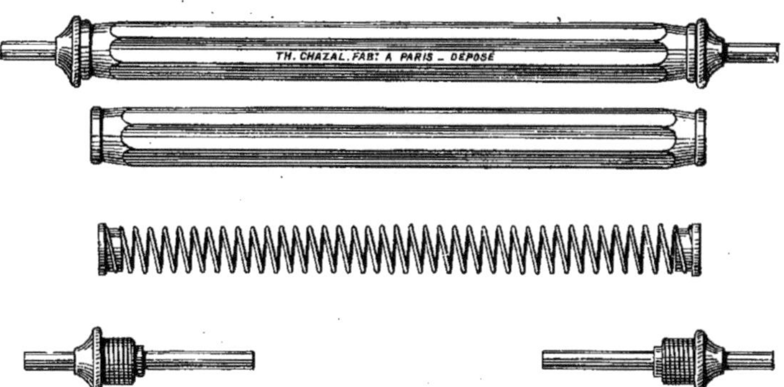

Fig. 42. — Extracteur de comédons du Dʳ Masotti.

Cet extracteur de comédons se caractérise par cette particularité importante, que, grâce à un ressort placé à l'intérieur, la pression s'exerce d'une façon progressive. Il s'ensuit, naturellement, que la douleur est infiniment moindre que quand on opère avec une tige rigide. Nous devons ajouter que cet extracteur est établi de façon à pouvoir s'appliquer à tous les comédons, quelle que soit leur grosseur. (*Bulletin de la Société de dermatologie*, séance du 2 juillet 1908).

personne, et c'est pour cette raison que nous avons cherché nous-même à approfondir la question, microscope à la main.

Comme suite du traitement de l'acné, nous nous occuperons du rhinophyma qui en représente une forme spéciale.

Le radium peut vous donner des résultats assez favorables, à la condition que vous fassiez un dégraissage préalable.

Pour opérer ce dégraissage, vous pincez la peau entre les doigts, pour en extraire la graisse.

Vous répétez l'opération, jusqu'à ce que, en déterminant une forte pression, les glandes ne laissent plus sortir aucune matière sébacée. Vous passez ensuite de l'éther ou de l'alcool camphré pour compléter le dégraissage. Quand vous avez fini cette opération, vous pouvez faire les applications qui doivent être très longues (deux à trois heures), selon l'infiltration de la lésion.

Les scarifications préalables facilitent la pénétration des rayons. Nous nous sommes servis, pour cette forme spéciale, d'un scarificateur multiple que nous avons fait construire par la maison Chazal. Cette forme particulière de scarificateur nous a rendu de grands services dans plusieurs cas, à cause de la facilité de son emploi.

En effet, il est muni d'un manche qui permet de

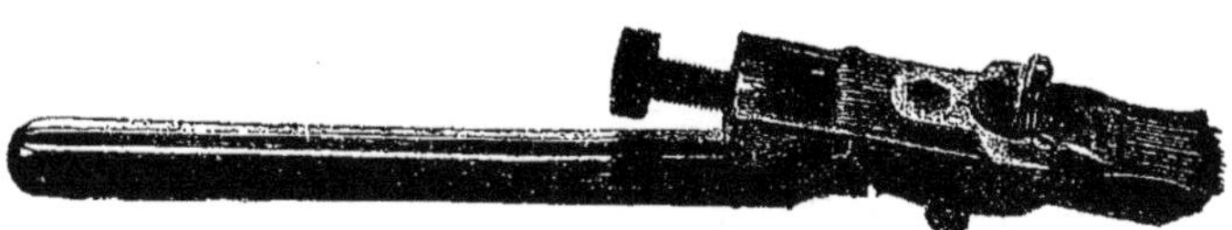

Fig. 43. — Scarificateur multiple du Dr Masotti.

Ce scarificateur étant muni d'un manche, on peut le tourner facilement dans la main, et le quadrillage se fait mieux. Il est utile particulièrement quand il y a à scarifier de larges surfaces ou bien dans le rhinophyma (1).

(1) Masotti, *Congrès de Clermont-Ferrand*, 3 août 1908. — *Bulletin de la Société de médecine*, n° 9, 1909.

tourner l'instrument avec une grande facilité pour obtenir le quadrillage (fig. 43).

ECZÉMA LICHÉNIFIÉ ET NÉVRODERMITE DE BROCQ.

L'eczéma sec et la névrodermite de Brocq peuvent être très favorablement impressionnés par le radium.

Nous avons guéri une malade atteinte d'eczéma sec de la main, et la malade, pendant le traitement, a pu faire son ménage.

Une autre personne, atteinte d'eczéma lichénifié du nez et de la joue, a vu disparaître en même temps la lichénification et le prurit.

Le prurit est le premier symptôme qui disparaît même avec des séances très courtes, six minutes par exemple.

Sur la lichénification et sur la névrodermite de Brocq, les séances doivent être plus longues : dix minutes répétées à intervalles de deux jours. Il ne faut pas cependant provoquer une radiumdermite qui doit consister en un simple érythème. Une femme qui avait été traitée par des radiumthérapeutes distingués pour une lésion du front, qui du reste a récidivé, a vu disparaître en très peu de temps un eczéma sec des mains, même en se livrant à ses occupations journalières.

Sur la névrodermite de Vidal (prurit avec lichénification de Brocq), il se forme, tout autour de l'application trois ou quatre semaines après, une pigmentation sous forme d'un cercle, alors que, au centre, le pigment a disparu. On dirait que sous l'influence du radium le pigment se déplace pour aller à la périphérie.

III. — AVANTAGES ET INCONVÉNIENTS
DU TRAITEMENT PAR LE RADIUM

Le premier grand avantage du traitement par le radium réside dans la constance même des résultats, qui sont surtout très beaux sur les nævi et l'épithélioma, même s'il est très volumineux et infiltré. La supériorité de cet agent physique, dans ce cas, tient au pouvoir de pénétration des rayons. Les tissus, en effet, peuvent être influencés à une profondeur de 2 centimètres et plus.

Un deuxième avantage, d'une importance considérable, est la qualité du tissu de réparation. La souplesse, la finesse de la peau en sont les caractères habituels.

Si vous ajoutez l'absence de douleur, la facilité de traiter les malades même à domicile, vous trouverez réunis à peu près tous les avantages.

Parmi les inconvénients, il y a son prix élevé ; il faut au moins 15 000 francs pour traiter avantageusement toutes les affections de la peau.

Il faut espérer que ce prix deviendra moins élevé dans l'avenir. Parmi les inconvénients véritables, nous devons signaler également les pigmentations, les télangiectasies, les atrophies de la

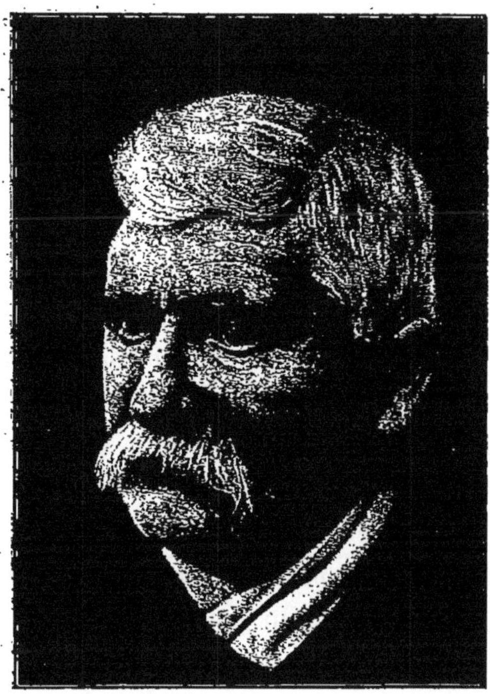

Fig. 44. — Épithélioma traité en 1904 par M. Danlos. La guérison se maintient depuis cette époque.

A l'angle interne de l'œil, on voit une pigmentation due au radium. Cette pigmentation peut persister longtemps après le traitement. A titre de démonstration, cette pigmentation a été un peu augmentée artificiellement. En outre, tout autour, il y avait une cicatrice blanchâtre que la photographie n'a pas rendue.

peau, les névralgies, les démangeaisons, la radiumdermite, la radiumdermite récidivante, les desquamations persistantes.

Pour ce qui concerne les pigmentations qui surviennent après le traitement et peuvent persister longtemps (fig. 44), il y a un remède. Il suffit, pour les faire disparaître, de pratiquer des scarifications tous les six jours. Après trois scarifications, la pigmentation disparaît.

Un autre inconvénient est la télangiectasie qu'il faut éviter autant que possible, en faisant des applications qui ne dépassent pas la dose voulue.

Pour faire disparaître les télangiectasies, nous avons l'habitude de recourir à l'électrolyse négative. On se trouve en présence d'une peau souple et lisse, dans laquelle l'aiguille s'enfonce très facilement.

L'opération réussit ainsi très bien.

L'atrophie de la peau présente un inconvénient un peu plus sérieux. On pourra sinon l'éviter, du moins l'atténuer une fois formée, en faisant des applications très courtes tout autour de la bordure. Cette façon d'agir nous a été inspirée par les travaux du D\ Brocq.

A cause précisément de cette atrophie, il faut opérer avec prudence, quand on se trouve dans le cas d'une hypertrichose par exemple.

Enfin, parmi les inconvénients de moindre importance, nous avons les radiumdermites d'un aspect très laid; dans certains cas où il faut employer tout le rayonnement, on ne peut pas les éviter.

Nous dirons, en outre, que certaines radiumdermites, par un dosage trop fort, peuvent récidiver au bout de six mois et plus. Ceci arrive surtout après avoir employé des doses trop fortes. Cet inconvénient se retrouve dans l'emploi des rayons X.

Pour ce qui est des démangeaisons, des picotements que déterminent les radiumdermites, ces menus inconvénients en général ne sont pas durables, et ils sont en outre très supportables. Quelquefois, au contraire, si on a employé des doses excessives, ces démangeaisons peuvent persister pendant des mois.

Les névralgies produites par les applications sont très rares : nous vous faisons remarquer que le radium, au contraire, a une action anesthésique remarquable. Enfin on peut avoir des desquamations persistantes, mais qui disparaissent à la longue.

Voici, passés en revue très rapidement, les avantages et les inconvénients : le radium, tout calculé, a une supériorité marquée sur les rayons X.

Les inconvénients graves peuvent en effet, en grande partie, être évités, si les dosages sont appropriés.

TABLE DES MATIÈRES

7578-09. — CORBEIL. — Imprimerie CRÉTÉ.

phies du Dr Béclère, membre de l'Académie de médecine, le promoteur de la radiographie et de la radioscopie dans les services hospitaliers de Paris, vulgarisent cette précieuse découverte.

Les nouveaux procédés de diagnostic : le *Cytodiagnostic*, par Marcel Labbé ; la *Technique de l'exploration du tube digestif, examen des fèces* (Gaultier); les nouvelles méthodes de traitement; les *Médications préventives* (Nattan-Larrier); les *Traitements des entérites*; les nouvelles recherches bactériologiques sur la *Diphtérie*, le *Rhumatisme*, le *Pneumocoque*, le *Tétanos*, l'étude des *Oxydations de l'organisme*; la question, si intéressante pour le praticien, des *Accidents du travail*, par le Dr G. Brouardel (2e édition); les nouveaux traitements du *Diabète* (2e édition), de la *Goutte*, de la *Syphilis* (2e édition), des *Névralgies*, de la *Surdité*, voilà autant d'actualités qui ont pris place dans la collection.

Les noms de Widal, Chantemesse, Gilbert, Lépine, Teissier, Grasset, Courmont, Lannois, Broca, Auvray, Gouget, Apert, Mosny, Legueu, Collet, Enriquez, Sicard, Garel, Marcel Labbé, Barbier, Lion, Pousson, pour ne citer que quelques auteurs des **ACTUALITÉS MÉDICALES**, sont connus de tous les médecins, tant en France qu'à l'étranger; ils ont tous une haute compétence pour les sujets qu'ils traitent.

Les Opsonines et les traitements opsonisants, par le Dr René Gaultier, chef de Clinique de la Faculté de médecine de Paris. 1909, 1 vol. in-16 de 80 pages avec 9 figures, cartonné...................... **1 fr. 50**

L'Artériosclérose et son traitement, par A. Gouget, professeur agrégé à la Faculté de médecine de Paris, médecin des hôpitaux. 1907, 1 vol. in-16 de 96 pages, avec 5 figures, cartonné...................... **1 fr. 50**

L'artériosclérose est à l'ordre du jour. Si nous ne savons pas encore très exactement comment se produit l'artériosclérose, nous savons beaucoup mieux pourquoi elle se produit, et, par suite, de quelle manière nous pouvons l'éviter, quoique, à vrai dire, nous n'en prenions guère le chemin, car sa fréquence semble aller toujours croissant.

Ce n'est pas, d'ailleurs, dans le monde médical seulement que cette question de l'artériosclérose éveille un vif intérêt. C'est aussi le public qui s'en émeut. Très curieux des choses de la médecine, il a appris, dans les articles médicaux de la grande presse, que l'artériosclérose est une affection très fréquente, et que les accidents les plus graves : apoplexie, angine de poitrine, etc., en sont la conséquence. L'artériosclérose est aujourd'hui l'affection la plus redoutée du public, après l'appendicite.

C'est surtout sur le diagnostic, ainsi que sur les causes et le traitement de l'artériosclérose, c'est-à-dire sur les parties essentiellement pratiques du sujet, que M. Gouget a cru devoir insister.

La Radioscopie clinique de l'Estomac normal et pathologique, par le Dr CERNÉ, professeur de clinique chirurgicale à l'Ecole de médecine de Rouen et le Dr DELAFORGE, ancien chef de clinique à l'Ecole de médecine de Rouen. 1908, 1 vol. in-16 de 96 pages, avec 21 fig., cartonné.................................... **1 fr. 50**

Ce volume est le premier *Manuel* de radioscopie de l'estomac.

Les auteurs décrivent minutieusement le *modus faciendi* de la méthode nouvelle, et font passer sous les yeux du lecteur tous les phénomènes qui se déroulent sur l'écran fluorescent dans l'examen de l'estomac sain ou malade. Ils ont, d'ailleurs, fait œuvre toute personnelle et leur interprétation des faits est souvent originale.

Un grand nombre de dessins établis sur un schéma squelettique soigneusement étudié donnent au texte une très grande précision.

Ce Manuel est indispensable, non seulement aux radiologistes, mais à tous les médecins soucieux de connaître les progrès considérables apportés par la radioscopie à l'anatomie et à la physiologie normales et pathologiques de l'estomac.

Technique de l'Exploration du Tube digestif, par le Dr GAULTIER, chef de clinique à la Faculté de médecine de Paris. 1905, 1 vol. in-16 de 96 p., avec 13 fig., cart. **1 fr. 50**

On trouvera dans cette *Actualité* les *méthodes d'exploration clinique* de l'estomac et de l'intestin, les *méthodes de laboratoire* relatives à l'exploration des maladies du tube digestif, c'est-à-dire l'*analyse du suc gastrique* et l'*examen des fèces*. Le premier est de pratique courante.

Le second, la *coprologie clinique*, branche d'une science pour ainsi dire nouvelle en France, a acquis une importance suffisante pour qu'on ait le droit de lui donner la place qu'elle mérite à côté des autres méthodes scientifiques qui viennent en aide au diagnostic.

Les Dilatations de l'Estomac, *Sémiologie et Thérapeutique des distensions gastriques*, par le Dr René GAULTIER. 1909, 1 vol. in-16 de 96 p. et 12 fig., cart....: **1 fr. 50**

Ce travail s'appuie sur les nouvelles méthodes d'examen, et en particulier sur la radioscopie et l'examen des fèces, sur les nouvelles méthodes de traitement. Il fait une place aux distensions secondaires de l'estomac consécutives au spasme pylorique.

Les Empoisonnements alimentaires, par le Dr SACQUÉPÉE, professeur agrégé à l'Ecole du Val-de-Grâce. 1909, 1 vol. in-16 de 96 pages, cartonné......... **1 fr. 50**

Tous les empoisonnements alimentaires ou à peu près sont d'origine microbienne. L'auteur étudie les *salmonelloses* (empoisonnements par les viandes fraîches, les viandes conservées les viandes travaillées, saucisses, patés, les gateaux à la crême, les conserves); puis les *empoisonnements par le proteus* (viandes avariées et pommes de terre); les *empoisonnements dûs au coli-bacille, à l'entérocoque,* etc., enfin les *accidents du botulisme*. Il termine par l'exposé de la conduite à tenir en cas d'expertise et par la prophylaxie.

L'Ionothérapie électrique, par Louis DELHERM,

ancien interne des hôpitaux de Paris, et A. LAQUERRIÈRE, lauréat de l'Académie de médecine. 1908. 1 vol. in-16 de 96 pages, avec 11 figures, cartonné.................... **1 fr. 50**

L'introduction d'un médicament à travers la peau grâce au courant électrique a, dans ces derniers temps, attiré l'attention du grand public médical.

Le petit livre de MM. DELHERM et LAQUERRIÈRE a pour but d'exposer aussi simplement que possible quels sont les phénomènes chimiques et physiques qui rendent compte de cette pénétration, de présenter la technique et les résultats des tentatives thérapeutiques effectuées actuellement, de discuter et d'interpréter ces résultats.

Les Rayons de Röntgen et le Diagnostic de la Tuberculose, par le Dr A. BÉCLÈRE, médecin

de l'hôpital Saint-Antoine. 1899. 1 vol. in-16, 96 pages et 9 figures, cartonné............................. **1 fr. 50**

Les Rayons de Röntgen et le Diagnostic des affections thoraciques non tuberculeuses,

par A. BÉCLÈRE, médecin de l'hôpital Saint-Antoine. 1901. 1 vol. in-16, 96 pages, 10 figures, cartonné........ **1 fr. 50**

Les Rayons de Röntgen et le Diagnostic des maladies internes, par le Dr A. BÉCLÈRE,

médecin de l'hôpital Saint-Antoine. 1904. 1 vol. in-16, 96 pages, et figures, cartonné............................. **1 fr. 50**

« L'emploi des rayons de Röntgen, qui rendait au chirurgien de si grands services, est devenu tout aussi précieux pour le médecin. »

L'emploi médical des rayons de Röntgen comme instrument de diagnostic s'applique soit au squelette et aux autres éléments de l'appareil locomoteur, soit aux organes splanchniques.

Aux diverses cavités splanchniques, aux cavités cranienne, rachidienne, thoracique et abdominale, correspondent autant de divisions d'une importance très inégale et qui ne relèvent pas de la même technique.

La Fulguration, son rôle et ses effets en thérapeutique, par le Dr ZIMMERN, professeur agrégé

à la Faculté de médecine de Paris. 1909, 1 vol. in-16, 96 pages avec 6 figures, cartonné........................... **1 fr. 50**

Ce qu'est la fulguration, comment elle se pratique, ce qu'on peut en attendre, son rôle et ses effets, dans le traitement des cancers et des plaies atônes, voilà ce que l'on trouvera clairement exposé dans cette nouvelle actualité.

ENVOI FRANCO CONTRE UN MANDAT SUR LA POSTE

Le Cytodiagnostic, les méthodes d'examen des séro

sités pathologiques et du liquide céphalo-rachidien, par le Dr Marcel LABBÉ, agrégé à la Faculté de médecine, médecin des hôpitaux de Paris. 1904. 1 vol. in-16, 96 p., cart. **1 fr. 50**

L'examen des sérosités pathologiques a fait, dans ces dernières années, de très grands progrès. Les précautions antiseptiques ont rendu inoffensives les *ponctions exploratrices* faites dans les séreuses, de sorte que ces interventions sont aujourd'hui pratiquées non plus seulement dans un but thérapeutique, mais dans une intention diagnostique.

La *ponction lombaire* a, au point de vue diagnostique, une grande valeur en permettant d'étudier chez l'individu vivant les infections et les réactions organiques qui se passent au sein du système nerveux. Après avoir traité de l'examen des sérosités pathologiques, M. Labbé expose la technique et les résultats de l'examen du liquide céphalo-rachidien obtenu par ponction lombaire.

Le Sang, par le Dr Marcel LABBÉ, médecin des hôpitaux de

Paris. 2e *édition*. 1910. 1 v. in-16 de 96 p. et fig., cart. **1 fr. 50**

M. Labbé expose l'orientation nouvelle donnée aux recherches et aux études sur le sang ; les principes de la technique qui a présidé à ces recherches ; enfin, les résultats généraux obtenus.

Voici les trois grandes divisions du livre : 1° Importance du rôle que joue dans l'organisme le sang. 2° Composition du sang. Équilibre physiologique de cette composition. Modifications apportées à cet équilibre par les états pathologiques. 3° Processus qui président à la naissance et à la mort du sang.

La Protection de la Santé publique. *Loi et*

Commentaires de la Loi et des Règlements d'administration, par le Dr MOSNY, médecin des hôpitaux de Paris. 1904. 1 vol. in-16 de 96 pages, **cart**................................ **1 fr. 50**

L'auteur étudie tour à tour : 1° Le règlement sanitaire communal ; 2° l'assainissement communal ; 3° la salubrité des immeubles ; 4° la prophylaxie des maladies transmissibles ; 5° l'administration sanitaire.

Les Accidents du Travail. *Guide du médecin,*

par Georges BROUARDEL, médecin des hôpitaux de Paris, médecin-expert près le tribunal de la Seine. 2e *édition*, 1907. 1 vol. in-16 de 96 pages, cart..................... **1 fr. 50**

Depuis la première édition de cet ouvrage, la loi sur les accidents du travail a subi des modifications qui ont nécessité une refonte complète de l'ouvrage. Cette loi nécessite, en nombre de cas, l'intervention du médecin : il était donc utile de réunir d'une part l'exposé même de la loi, et d'autre part l'étude des faits qui demandent une appréciation médicale.

La Psychologie du Rêve *au point de vue médical,*

par N. VASCHIDE, chef des travaux du laboratoire de psychologie expérimentale des Hautes-Études, et H. PIÉRON. 1902. 1 vol. in-16 de 96 pages, cart...................... **1 fr. 50**

Il y a dans le rêve une source précieuse de renseignements sur notre état psychologique et sur notre état physiologique le plus intense : il faut que le médecin s'habitue à cette investigation comme aux autres.

Le Tétanos, par les Drs J. Courmont et M. Doyon, professeur et professeur agrégé à la Faculté de médecine de Lyon. 1899. 1 vol. in-16, 96 pages, avec figures, cart.   1 fr. 50

Les auteurs étudient le *poison tétanique*, le *tétanos expérimental par injection de toxine tétanique*, le *mode d'action de la toxine*, la *localisation des effets de la toxine*, les *lésions nerveuses chez les tétaniques*.

Un chapitre est consacré au diagnostic et au pronostic; et l'ouvrage se termine par le traitement au sérum antitétanique.

« Il y a dix ans, disent les auteurs, en terminant, aucune ligne de ce livre n'aurait pu être écrite. »

« Combien d'idées nouvelles et de faits intéressants sont exposés dans le livre de MM. Courmont et Doyon. L'ouvrage est écrit d'une façon claire et attachante. Nous ne saurions trop en recommander la lecture à ceux qui s'intéressent aux conquêtes de la science moderne. » (*La Presse médicale.*)

Le Rhumatisme articulaire aigu *en bactériologie*, par les Drs H. Triboulet, médecin des hôpitaux de Paris, et A. Coyon, ancien interne des hôpitaux. 1900. 1 vol. in-16, 96 pages, avec figures, cartonné........... 1 fr. 50

L'infection secondaire est vraisemblablement la seule raison d'être des différences cliniques qui s'observent dans l'évolution des polyarthrites fébriles aiguës, à début souvent identique. Cette infection, la bactériologie la révèle par la présence de germes variés : bacille d'Achalme, diplococcus et quelquefois staphylocoques qui font les complications viscérales. Les auteurs attirent l'attention sur un diplococcus, hôte du tractus gastro-intestinal, qui peut passer dans le sang et donner lieu à des phénomènes de septicémie, parmi lesquels l'endocardite dite rhumatismale.

Le Pneumocoque, par Lippmann, interne des hôpitaux de Paris. Introduction par le Dr Duflocq, médecin des hôpitaux de Paris. 1900. 1 vol. in-16, 96 p. et fig., cart.   1 fr. 50

Le temps n'est plus où l'on reconnaissait au pneumocoque le *seul droit* de *faire* de la pneumonie. Nous savons que ce genre peut déterminer les localisations les plus diverses. Nous savons aussi que chacune de ces localisations nécessite une thérapeutique spéciale, basée sur un diagnostic bactériologique *exact*. D'où l'intérêt de l'excellente monographie de M. Lippmann, où il étudie le genre pneumocoque, les pneumococcies expérimentales et les pneumococcies humaines.

Les Oxydations de l'Organisme (oxydases), par E. Enriquez et J.-A. Sicard, médecins des hôpitaux de Paris. 1902. 1 vol. in-16, 96 pages, cartonné...... 1 fr. 50

Après quelques généralités sur les ferments solubles et sur l'importance des ferments oxydants, les auteurs exposent les méthodes employées pour la recherche de ces ferments oxydants directs et indirects. Puis, ils indiquent la recherche des oxydases dans les tissus et les humeurs de l'homme, par les réactifs colorants, et surtout au moyen de l'aldéhyde salicylique et de la mensuration des gaz absorbés et produits.

Les Rayons N et les Rayons N′, par le Dr Bordier, professeur agrégé à la Faculté de médecine de Lyon.
1905. 1 vol. in-16 de 95 pages et 16 figures, cart. **1 fr. 50**

Les découvertes de MM. Blondlot et Charpentier passionnent les esprits ;
or, jusqu'à présent, ce n'est que dans les journaux ou dans des articles
peu détaillés qu'ont dû puiser ceux qu'intéresse cette question.

M. Bordier a rassemblé dans cette *Actualité médicale* tout ce qui a été
publié sur les rayons N ; il l'a ordonné avec la clarté, la précision et la
compétence dont il a déjà fait preuve dans ses autres publications.

**Traitement chirurgical des Néphrites
médicales,** par le Dr A. Pousson, professeur agrégé à la
Faculté de médecine de Bordeaux. 1904. 1 vol. in-16 de
96 pages, cartonné...................... **1 fr. 50**

Le traitement chirurgical des néphrites médicales a tout d'abord pro-
voqué la méfiance des médecins ; cependant les résultats obtenus dans
les néphrites infectieuses aiguës et dans les néphrites chroniques ont fini
par forcer leur attention ; cette question a suscité dans ces derniers temps
des expériences fort intéressantes et soulevé des discussions de la part des
cliniciens les plus compétents.

Radiothérapie et Photothérapie, par le
Dr L. Régnier, chef du Laboratoire d'électrothérapie de
l'hôpital de La Charité. 1902. 1 vol. in-16 de 96 pages et
fig., cartonné........................ **1 fr. 50**

Le Dr Régnier étudie l'héliothérapie et l'électro-photothérapie ; il décrit
les appareils inventés pour les bains de lumière artificielle et leurs effets
physiologiques. Puis il passe aux indications thérapeutiques de la photothérapie et de la radiothérapie. Il termine par l'étude de la radiothérapie.

La Mécanothérapie, *Application du mouvement à
la Cure des maladies*, par le Dr L.-R. Régnier. 1901. 1 vol.
in-16, de 92 pages avec figures, cartonné........ **1 fr. 50**

L'auteur passe d'abord en revue les appareils employés : appareils à
mouvements actifs et à mouvements passifs, appareils électriques pour le
massage vibratoire et appareils d'orthopédie. Puis il fait connaître les
effets thérapeutiques de la mécanothérapie, ses indications et ses contre-
indications dans les diverses maladies.

Le Rein mobile, par le Dr F. Legueu, professeur agrégé
à la Faculté de médecine de Paris. 1 vol. in-16 de 96 pages
avec figures, cartonné........................ **1 fr. 50**

Le Dr Legueu passe en revue les sujets suivants :
Le rein mobile et les éléments de fixation du rein. Les lésions. Les
causes. Clinique. Diagnostic. Complications : appendicite, hématurie,
néoplasme, tuberculose, hydronéphrose, etc.

Le traitement du rein mobile forme la partie principale du volume.
Après quelques pages sur le bandage et le massage, le Dr Legueu étudie
l'opération de la néphrorraphie. Il décrit le procédé modifié de Guyon,
auquel il a recours, puis les suites opératoires. Il termine par l'étude du
rein mobile compliqué.

Les Auto-Intoxications de la Grossesse,

par le Dr BOUFFE DE SAINT-BLAISE, accoucheur des hôpitaux de Paris. 1899. 1 vol. in-16, 96 pages, cartonné.... **1 fr. 50**

M. BOUFFE de Saint-Blaise s'inspirant des idées de son maître, M. PINARD, pense que, pendant la grossesse, la femme doit avoir à lutter d'une façon particulière, l'équilibre de ses fonctions pouvant se rompre plus aisément. Il attribue à une intoxication spéciale à la grossesse certains troubles, de même que les accès éclamptiques.

Les Médications nouvelles en Obstétrique,

par le Dr G. KEIM, ancien interne des hôpitaux de Paris. 1908. 1 vol. in-18 de 84 pages, cart...................... **1 fr. 50**

Sucre en obstétrique ; opothérapie placentaire ; opothérapie de la phlegmatia alba dolens, sérum leucocygène ; déchloruration dans la phlegmatia, collargol ; eau oxygénée, anesthésie rachidienne, etc.

Liqueur de Labarraque, iode en applications locales, pansement glacé dans les infections mammaires.

Cancer et Tuberculose, par le Dr H. CLAUDE, médecin des hôpitaux. 1900. 1 vol. in-16, 96 pages et figures, cartonné.. **1 fr. 50**

Syphilis et Cancer, par le Dr René HORAND. 1908. 1 vol. in-16, 96 pages et 10 fig., cart.............. **1 fr. 50**

Les Albuminuries curables, par le Dr TEISSIER, professeur à la Faculté de Lyon, corresp. de l'Académie de médecine. 1905. 1 vol. in-16, 96 p., cart.......... **1 fr. 50**

A quoi peut-on reconnaître la curabilité d'une albuminurie? Dans quelles conditions cette curabilité peut-elle s'obtenir et dans quelles limites est-on en droit de l'espérer? Telles sont les questions que M. TEISSIER résout. Il passe en revue les albuminuries fonctionnelles ou organiques, sans lésion déterminée du rein, puis les albuminuries rénales.

Les Régénérations d'organes, par le Dr P. CARNOT, docteur ès sciences, agrégé à la Faculté de médecine de Paris. 1899. 1 vol. in-16, 96 pages, 14 fig., cart.... **1 fr. 50**

Après avoir distingué la *régénération physiologique* de la *régénération accidentelle* ou *traumatique* et de la *régénération pathologique*, l'auteur expose le *mécanisme de la régénération* et le *processus de régénération* des tissus. L'auteur a toujours en vue les applications thérapeutiques.

L'Obésité et son traitement, par le Dr P. LE NOIR, médecin de l'hôpital Saint-Antoine. 1907. 1 vol. in-16 de 96 pages, cartonné.............................. **1 fr. 50**

Voici un aperçu des matières contenues dans ce petit volume : Symptômes et formes cliniques. — Étiologie. — Pathogénie. — Comment on devient obèse. — Traitement. — Régime alimentaire. — Régimes réduisant les aliments. — Régimes réduisant les boissons. — Cures de terrain et exercices. — Traitement médicamenteux. — Purgatifs. — Alcalins. — Cure thermale. — Médication iodée et thyroïdienne.

ENVOI FRANCO CONTRE UN MANDAT SUR LA POSTE

Les Traitements du Goître exophtalmique,
par les Drs SAINTON, ancien chef de clinique de la Faculté de médecine de Paris et DELHERM. Préface de M. le professeur GILBERT BALLET. 1908. 1 vol. in-16, 96 pages, cartonné **1 fr. 50**

Les Drs SAINTON et DELHERM passent en revue tous les traitements tant médicaux que physiothérapiques ou chirurgicaux actuellement mis en œuvre pour le goître exophtalmique. Ils critiquent la valeur de chacun et exposent leurs indications et contre-indications.

Le Cloisonnement vésical et la division des urines.
Applications au diagnostic des lésions rénales, par le Dr CATHELIN, chef de clinique à la Faculté de médecine de Paris. 1903. 1 vol. in-16 de 96 p., avec 23 fig., cart. **1 fr. 50**

Moustiques et Fièvre jaune, par A. CHANTEMESSE,
professeur d'hygiène à la Faculté de médecine de Paris, et F. BOREL, directeur de la 2e Circonscription sanitaire maritime. 1906. 1 vol. in-16 de 96 pages, avec fig., cart.. **1 fr. 50**

La fièvre jaune provient de la piqûre du *Stegomya fasciata* : elle ne peut s'étendre que là où il existe et trouve des conditions favorables à son développement. A l'aide de ces données très simples, les auteurs ont indiqué les mesures prophylactiques à prendre pour se préserver de toute contagion.

Mouches et Choléra, par CHANTEMESSE, professeur à
la Faculté de médecine de Paris, inspecteur général des services sanitaires, et BOREL, directeur de la 2e Circonscription sanitaire maritime. 1906. 1 vol. in-16 de 96 pages, avec carte et graphique, cartonné...................... **1 fr. 50**

Le choléra est en Europe. Il est donc tout d'actualité d'indiquer comment se fait la marche de l'épidémie et quelles sont les mesures prophylactiques qui peuvent permettre de se préserver de la contagion.
Voici les principaux chapitres : Les grandes incursions du choléra indien. — Le choléra de 1899 à 1905. — Les modes d'extension du choléra indien. — Mouches et choléra. — Prophylaxie du choléra (internationale, nationale, urbaine, individuelle, autour du malade). — Le passé et l'avenir national du choléra.

Les Enfants retardataires (*arrêts de la croissance et troubles du développement*), par le Dr E. APERT, médecin
des hôpitaux de Paris. 1902. 1 vol. in-16 de 96 pages, avec figures, cartonné..................... **1 fr. 50**

Le Dr APERT passe en revue les différents types nosologiques qui peuvent résulter des arrêts de développement ; il montre l'utilité de l'étude anthropométrique et radiographique de ces sujets au point de vue du pronostic : enfin, il donne la conclusion pratique et fournit au médecin les éléments d'une thérapeutique rationnelle.

Les Médications reconstituantes. La Médication phosphorée (*Glycérophosphates, Lécithines, Nucléines*), par Henri LABBÉ, chef de laboratoire à la Faculté de médecine de Paris. 1904. 1 vol. in-16 de 96 p., cart. **1 fr. 50**

L'exposé des applications thérapeutiques des substances phosphorées est aussi complet que l'a permis l'état actuel des connaissances. Un chapitre rappelle la posologie générale de toute la médication phosphorée. Le praticien et le pharmacien y trouveront d'utiles renseignements, leur permettant de reconnaître la falsification ou la fraude, si fréquentes dans la préparation de ces composés.

La Diathèse urique, par Henri LABBÉ. 1908. 1 vol. in-16, 96 pages, cartonné..................... **1 fr. 50**

La Médication surrénale, par les Dᵣˢ R. OPPENHEIM et M. LŒPER, agrégé à la Faculté de médecine de Paris. 1904. 1 vol. in-16 de 96 pages, cart................... **1 fr. 50**

Les auteurs étudient successivement : les Extraits capsulaires dans la médecine expérimentale ; la Posologie ; la Médication cardio-tonique ; la Médication hémostatique et antiphlogistique ; la Médication anesthésique ; la Médication surrénale dans les maladies nerveuses et les maladies de la nutrition ; la Médication surrénale dans les maladies infectieuses et dans les intoxications ; la Médication surrénale dans la maladie d'Addison.

Les Médications préventives ; Sérothérapie et Bactériothérapie, par le Dʳ NATTAN-LARRIER, chef de clinique à la Faculté de médecine de Paris. 1905. 1 vol. in-16, 96 pages, cartonné.... .... **1 fr. 50**

La bactériothérapie et la sérothérapie permettent de mettre en pratique le précepte : « Prévenir est plus facile que guérir. »
L'habitude d'employer les injections préventives pour éviter la diphtérie, le tétanos, le choléra, les infections à streptocoque, la peste, la fièvre jaune se répand chaque jour davantage.

Le Traitement de la Surdité, *Prophylaxie et Hygiène*, par le Dʳ CHAVANNE, médecin de la clinique oto-rhino-laryngologique de l'hôpital Saint-Joseph de Lyon. 1905. 1 vol. in-16 de 96 pages, cartonné............ **1 fr. 50**

Il arrive bien souvent que l'on ne s'inquiète de la surdité qu'à un moment où elle est devenue incurable. Le nombre des sourds diminuerait si on soignait au début les affections dont l'évolution amène ou prépare la surdité. Le Dʳ CHAVANNE fait un exposé très clair et très pratique où le médecin praticien trouvera des indications utiles qui lui permettront de rendre souvent service à ses malades.

ENVOI FRANCO CONTRE UN MANDAT SUR LA POSTE

La Goutte et son traitement, par le Dr APERT,

médecin des hôpitaux de Paris. 1902. 1 vol. in-16 de 96 pages,
cartonné.. **1 fr. 50**

Voici un aperçu des matières traitées :
I. L'accès de goutte. — II. Le tèmpérament goutteux. Symptômes de
prédisposition goutteuse chez l'enfant. Croissance et puberté chez les
prédisposés. — III. Évolution de la goutte. Variété des attaques. Goutte
monoarticulaire. Goutte polyarticulaire. Succession des attaques. Goutte
chronique. — IV. Goutte abarticulaire. Goutte nerveuse. Goutte musculaire. Goutte viscérale. — V. Étiologie. Goutte saturnine. — VI. Traitement hygiénique. Régime. Exercices. — VII. Traitement hydrominéral. — VIII. Traitement prophylactique. — IX. Traitement de l'accès
de goutte. — X. Traitement de la goutte chronique invétérée.

Le Diabète et son traitement, par le Dr R. LÉPINE, professeur de clinique à la Faculté de Lyon, correspondant de l'Institut. 2e *édition*, 1905. 1 vol. in-16, 92 pages,

cartonné... **1 fr. 50**

Les Complications du Diabète et leur traitement, par le Dr LÉPINE. 1906. 1 vol. in-16, 96 p.,

cartonné.., **1 fr. 50**

M. LÉPINE vient de résumer toutes les recherches nouvelles sur la
pathogénie et surtout le traitement du diabète. L'auteur donne les résultats de sa pratique personnelle et de sa longue expérience.

Diagnostic des Maladies de la Moelle (siège des lésions), par le Dr GRASSET, professeur de clinique à l'Université de Montpellier, associé national de l'Académie de médecine, lauréat de l'Institut. 3e *édition*, 1908. 1 vol. in-16,

96 pages et figures, cartonné.................... **1 fr. 50**

Étant donné un malade chez lequel on a reconnu une maladie de la
moelle, comment peut-on cliniquement déterminer le siège précis de
l'altération médullaire? Quel est le système ou quels sont les systèmes
de la moelle qui sont exclusivement ou principalement atteints? A quelle
hauteur de l'axe spinal siège la lésion? Voilà les questions qu'étudie
M. GRASSET.

Diagnostic des Maladies de l'Encéphale, par le Dr GRASSET, professeur de clinique médicale à l'Université de Montpellier. 2e *édition*, 1908. 1 vol. in-16 de 96 pages,

avec 6 figures, cartonné.......................... **1 fr. 50**

Pour l'encéphale, comme pour la moelle, le professeur GRASSET étudie
successivement le syndrome des divers grands systèmes nerveux de
l'encéphale.

Il passe en revue le syndrome de l'appareil encéphalique sensitivomoteur avec le *diagnostic général de l'hémiplégie organique*, le syndrome
de l'appareil central de la vision ; le syndrome de l'appareil encéphalique de l'orientation et de l'équilibre, le syndrome de l'appareil nerveux du langage ; le syndrome de l'appareil encéphalique de la circulation, les sécrétions et de la nutrition, de la digestion et de la respiration.

ENVOI FRANCO CONTRE UN MANDAT SUR LA POSTE

6612-09. — CORBEIL. Imprimerie CRÉTÉ.

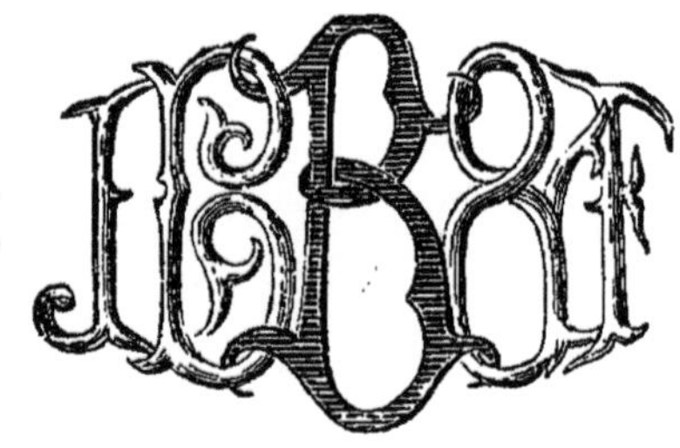